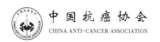

中国抗癌协会
CHINA ANTI-CANCER ASSOCIATION

# 心血管保护

## 中国肿瘤整合诊治技术指南（CACA）

CACA TECHNICAL GUIDELINES FOR HOLISTIC INTEGRATIVE MANAGEMENT OF CANCER

### 2023

丛书主编：樊代明

主　　编：张志仁　李　悦　夏云龙

U0244971

天津出版传媒集团

天津科学技术出版社

**图书在版编目(CIP)数据**

　　心血管保护 / 张志仁, 李悦, 夏云龙主编. -- 天津:
天津科学技术出版社, 2023.3
　　("中国肿瘤整合诊治技术指南(CACA)"丛书 /
樊代明主编)
　　ISBN 978-7-5742-0920-6

　　Ⅰ.①心… Ⅱ.①张… ②李… ③夏… Ⅲ.①肿瘤－
诊疗②心脏血管疾病－诊疗 Ⅳ.①R73②R54

　　中国国家版本馆CIP数据核字(2023)第044131号

---

心血管保护
XINXUEGUAN BAOHU

策划编辑：方　艳
责任编辑：马妍吉
责任印制：兰　毅

出　　版：天津出版传媒集团
　　　　　天津科学技术出版社
地　　址：天津市西康路35号
邮　　编：300051
电　　话：(022)23332695
网　　址：www.tjkjcbs.com.cn
发　　行：新华书店经销
印　　刷：天津中图印刷科技有限公司

---

开本 787×1092　1/32　印张6.5　字数110 000
2023年3月第1版第1次印刷
定价：76.00元

# 编委会

**丛书主编**
樊代明

**主　编**
张志仁　李　悦　夏云龙

**副主编**（以姓氏拼音为序）
卜　军　陈佳艺　马　飞　邵　群　谢晓冬　张　梅

**核心专家**（以姓氏拼音为序）
卜　军　蔡菁菁　蔡　莉　曹　丰　陈佳艺　陈小兵
陈占红　程蕾蕾　方凤奇　公永太　黄　辉　黄峥嵘
姜永生　景红梅　李殿富　李　悦　李志高　刘海霞
刘基巍　刘　通　刘　彤　刘　莹　刘　越　马　飞
邱春光　邵　群　沈　赞　汪　成　王　军　王晓稼
王延风　伍伟锋　夏云龙　谢晓冬　徐　明　徐向英
杨　巍　姚和瑞　余　鹰　曾春雨　张爱启　张红梅
张　梅　张　瑶　张英梅　张宇辉　张玉玲　张志仁
郑桐森　钟久昌　朱天刚

**编　委**（以姓氏拼音为序）
卜　军　蔡菁菁　蔡　莉　曹　丰　曹　璐　陈佳艺
陈　静　陈少斌　陈小兵　陈占红　程蕾蕾　范圣瑾
方凤奇　付真彦　耿旭红　公永太　郭　莉　胡金柱
胡　威　黄　辉　黄明光　黄峥嵘　姜永生　蒋　彬
景红梅　李殿富　李东辉　李俭强　李天开　李旭平
李　悦　李志高　刘海霞　刘　红　刘基巍　刘　健

| | | | | | |
|---|---|---|---|---|---|
| 刘　通 | 刘　彤 | 刘　莹 | 刘　越 | 刘兆喆 | 鲁海玲 |
| 陆寓非 | 吕方芳 | 马　飞 | 毛爱红 | 庞　慧 | 千年松 |
| 邱春光 | 任　爽 | 邵　群 | 沈　赞 | 石　静 | 史业辉 |
| 苏胜发 | 孙党辉 | 孙　丽 | 孙显东 | 汪　成 | 王洪斌 |
| 王　军 | 王立新 | 王群山 | 王晓稼 | 王延风 | 王　颖 |
| 王智慧 | 韦伊尔 | 吴　钢 | 伍伟锋 | 夏云龙 | 谢晓冬 |
| 徐　明 | 徐向英 | 薛竟宜 | 杨　谨 | 杨润祥 | 杨　巍 |
| 姚和瑞 | 印　凡 | 余　华 | 余　鹰 | 袁义强 | 曾春雨 |
| 张爱启 | 张海涛 | 张红梅 | 张　欢 | 张会来 | 张冀东 |
| 张　莉 | 张　梅 | 张　然 | 张　瑶 | 张英梅 | 张宇辉 |
| 张玉玲 | 张志仁 | 郑桐森 | 钟久昌 | 朱天刚 | 朱燕林 |
| 庄　莉 | | | | | |

**审校组**（以姓氏拼音为序）

| | | | | | |
|---|---|---|---|---|---|
| 陈　静 | 陈小兵 | 程蕾蕾 | 付真彦 | 耿旭红 | 公永太 |
| 胡金柱 | 胡　威 | 黄　辉 | 黄峥嵘 | 姜永生 | 蒋　彬 |
| 景红梅 | 李殿富 | 李东辉 | 李旭平 | 刘　健 | 庞　慧 |
| 千年松 | 邱春光 | 任　爽 | 沈　赞 | 王　军 | 王立新 |
| 王群山 | 伍伟锋 | 徐向英 | 杨润祥 | 印　凡 | 张冀东 |
| 张　然 | 张玉玲 | 钟久昌 | 朱天刚 | 朱燕林 | 庄　莉 |

**执笔人**（以姓氏拼音为序）

| | | | | | |
|---|---|---|---|---|---|
| 曹　璐 | 方凤奇 | 高云龙 | 黄　菊 | 李俭强 | 李天开 |
| 刘广忠 | 刘延国 | 刘　洋 | 刘　莹 | 刘　越 | 刘兆喆 |
| 邵　群 | 石　静 | 孙党辉 | 孙　丽 | 王晓宇 | 王一刻 |
| 薛竟宜 | 姚和瑞 | 应小盈 | 张红梅 | 赵鑫博 | |

**编写秘书**

孙党辉　赵鑫博　黄　菊

# 目录 Contents

**第四章** 肿瘤治疗相关心血管损伤风险评估、监测及预防

第一章

# 概述

肿瘤相关心血管疾病指肿瘤本身和肿瘤治疗相关的心血管系统损伤，包括心功能不全、冠心病、心肌炎、心律失常、高血压、心脏瓣膜病和心包疾病等。随着肿瘤治疗的飞速发展，患者生存期不断延长，肿瘤相关心血管损伤已成为严重影响患者预后的重要因素。为提升肿瘤与心血管疾病的整合管理水平，中国抗癌协会整合肿瘤心脏病学分会组织多学科专家制定本指南，致力于将肿瘤治疗相关心血管损伤降至最低，优化肿瘤治疗和监测管理方案，减少不必要的肿瘤治疗中断，以延长患者生存期，提高生存质量。

## 一、心脏结构和功能

心脏解剖结构包括左、右心房和左、右心室4个腔室。每个心动周期左室搏出量占左室舒张末期容积的百分比，称为左室射血分数（left ventricular ejection fraction，LVEF），是评估左室收缩功能的重要指标。左室收缩功能受心肌收缩力、前负荷和后负荷等影响。心脏舒张功能异常表现为心肌顺应性减退和充盈障碍。化疗、靶向治疗、免疫治疗和放疗等可通过多种机制导致心脏功能受损和结构重构。

心脏和出入心脏的大血管根部被心包包裹，分为两层，即脏层心包和壁层心包，心包腔内有少量液体起到润滑作用。恶性肿瘤侵犯心包时，可出现心包炎、心包积液或心包肿物，甚至引起心脏压塞。

心肌细胞包括工作细胞和自律细胞。工作细胞含大量肌原纤维，是心房肌和心室肌的主要组成部分，主要执行收缩功能，实现泵血。自律细胞组成心脏起搏传导系统，主要功能是产生和传导兴奋。正常情况下，窦房结为心脏起搏点，发出兴奋使左右心房除极收缩，同时经优势传导通路传播至房室交界区，再经房室束、左右束支及浦肯野纤维使左右心室兴奋和收缩。肿瘤或肿瘤治疗可损伤或干扰心脏起搏传导系统，导致多种心律失常。

二、血管结构和功能

血管系统由动脉、静脉和毛细血管组成。动脉和静脉血管壁包括内膜、中膜和外膜。内膜由内皮和内皮下层组成，为血液流动提供光滑表面，能合成和分泌多种生物活性物质。内皮功能和结构受损是多种抗肿瘤治疗致血管损伤的共同机制。中膜主要由平滑肌细胞组成，控制血管收缩与舒张，参与调节组织器官血流量。外膜由疏松结缔组织组成，以成纤维细胞为主，成纤维细胞具有修复受损血管外膜的能力。毛细血管壁薄，具有较高的通透性，是血液与周围组织进行物质交换的主要部位。

动脉系统包括主动脉、中动脉（冠状动脉、脑动脉和股动脉等）和小动脉。大剂量放疗可损伤主动脉可形成广泛钙化灶，即"瓷化"现象。冠状动脉由心外膜下大血管（大于500 μm）、前小动脉（100~500 μm）和小动脉（小于100 μm）组成，其中前小动脉和小动脉构成冠状动脉微血管。5-氟尿嘧啶等药物可作用于血管内皮导致冠状动脉痉挛；胸部放疗及免疫治疗等可引起冠状动脉损伤和动脉粥样硬化斑块进展，造成斑块破裂和血栓形成，导致急性冠状动脉综合征（acute coronary syndrome，ACS）。放疗及化疗还可引起冠状动脉微循环损伤。小动脉管腔细小但管壁肌层相对较厚，其紧张度是血压调节的重要因素，也是化疗及靶向药物治疗等导致高血压的主要作用靶点。

静脉是全身各处血液回流至心脏的通道。肿瘤本身、抗肿瘤药物和手术可致静脉内皮受损、血液淤滞和机体高凝状态，促进静脉血栓形成，甚至引起肺栓塞。

# 第二章

# 肿瘤相关心血管损伤的机制

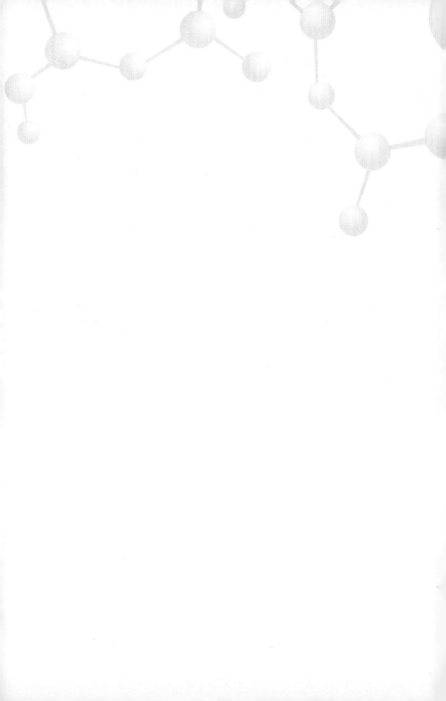

## 一、心功能不全

### （一）肿瘤相关心功能不全

机制包括如下。

（1）心脏肿瘤。①心脏原发性肿瘤。心脏黏液瘤是最常见的心脏原发肿瘤，多起源于左心房，肿块阻塞心腔可引起心功能不全。②心脏转移性肿瘤，可源自肺癌、淋巴瘤和乳腺癌等。

（2）血液系统肿瘤，如白血病和多发性骨髓瘤等，前者可直接浸润心肌或心包，后者如合并心脏淀粉样变性，可表现为心室壁增厚及心功能障碍。

（3）嗜铬细胞瘤和副神经节瘤分泌大量儿茶酚胺，增加心肌耗氧量，引起心肌细胞钙超载和功能障碍，导致儿茶酚胺性心肌病。

（4）肿瘤恶病质患者可出现心肌萎缩和纤维化等。

### （二）肿瘤治疗相关心功能不全

常见抗肿瘤药物相关心功能不全的机制见表1。

**表1 抗肿瘤药物相关心功能不全的机制**

| 分类 | 代表药物 | 机制 |
| --- | --- | --- |
| 蒽环类药物 | 多柔比星<br>表柔比星 | 抑制拓扑异构酶2β；氧化应激；线粒体损伤等 |

| 分类 | 代表药物 | 机制 |
|---|---|---|
| 抗 HER2 靶向药物[a] | 曲妥珠单抗<br>帕妥珠单抗 | 氧化应激;线粒体损伤;对细胞毒性药物损伤易感性增加等 |
| BRAF 抑制剂和 MEK 抑制剂 | 达拉非尼<br>曲美替尼 | 抑制 MAPK 信号通路的心肌保护作用;引起心肌细胞肥大、凋亡 |
| 烷化剂 | 环磷酰胺 | 内皮功能障碍;氧化应激;线粒体损伤等 |
| VEGF / VEGFR 抑制剂[b] | 贝伐珠单抗<br>舒尼替尼<br>索拉非尼 | 氧化应激;肌动骨骼架破坏;抑制促存活信号通路转导;内皮功能障碍;血管新生异常;左室后负荷增加等 |
| EGFR 抑制剂[c] | 奥希替尼 | 尚不清楚,推测可能与抗 HER2 靶向药物具有共同作用机制 |
| PI[d] | 硼替佐米<br>卡非佐米 | 蛋白质稳态异常;错误折叠蛋白积累;内皮功能障碍;心肌细胞凋亡;收缩功能障碍等 |

a.抗人表皮生长因子受体 2（human epidermal growth factor receptor 2, HER2）靶向药物。

b.血管内皮生长因子（vascular endothelial-derived growth factor, VEGF）/血管内皮生长因子受体（vascular endothelial-derived growth factor receptor, VEGFR）抑制剂。

c.表皮生长因子受体（epidermal growth factor receptor, EGFR）抑制剂。

d.蛋白酶体抑制剂（proteasome inhibitor, PI）。

## 二、冠心病

### （一）肿瘤相关冠心病

机制包括如下。

（1）斑块进展和破裂：肿瘤细胞释放肿瘤坏死因子α、白细胞介素-1和白细胞介素-6等损伤血管内皮，引起动脉粥样硬化进展和斑块破裂；肿瘤细胞还可直接诱导血小板活化和聚集，促进冠状动脉血栓形成。

（2）氧供需失衡：急性白血病患者因贫血引起窦性心动过速，甲状腺腺瘤分泌过量甲状腺素致心肌高代谢等。

（3）冠状动脉痉挛：一些起源于消化道、肺或肾脏的神经内分泌肿瘤可分泌缩血管物质，如血清素，引起冠状动脉痉挛。

（4）肿瘤压迫冠状动脉。

（二）肿瘤治疗相关冠心病

肿瘤治疗可通过引起内皮损伤、动脉粥样硬化斑块进展和斑块破裂、冠状动脉内血栓形成及冠状动脉痉挛等多种机制导致冠心病（见表2）。

表2　抗肿瘤治疗相关冠心病的机制

| 分类 | 代表药物 | 机制 |
|---|---|---|
| 氟尿嘧啶类药物 | 5-氟尿嘧啶卡培他滨 | 冠脉痉挛;内皮损伤;冠脉内血栓形成;直接心肌毒性等 |
| 抗微管类药物 | 紫杉醇 | 冠脉痉挛等 |
| 烷化剂 | 顺铂 | 促凝;冠脉痉挛;内皮损伤;动脉粥样硬化斑块进展;血脂异常等 |

| 分类 | 代表药物 | 机制 |
|---|---|---|
| VEGF/VEGFR 抑制剂[a] | 贝伐珠单抗 | 促凝状态；内皮损伤等 |
| | 索拉非尼 舒尼替尼 | 促凝状态；内皮损伤；冠脉痉挛等 |
| ICIs[b] | 纳武利尤单抗 帕博利珠单抗 | 活化T细胞，释放颗粒酶等炎性因子，促进动脉粥样硬化斑块进展；冠脉内血栓形成等 |
| PI[c] | 卡非佐米 硼替佐米 | 冠脉痉挛等 |
| 放射治疗 | - | 动脉粥样硬化斑块进展；内皮损伤；斑块破裂；冠脉内血栓形成等 |

a. 血管内皮生长因子（vascular endothelial-derived growth factor，VEGF）/血管内皮生长因子受体（vascular endothelial-derived growth factor receptor，VEGFR）抑制剂。
b. 免疫检查点抑制剂（immune checkpoint inhibitors，ICIs）。
c. 蛋白酶体抑制剂（proteasome inhibitor，PI）。

## 三、免疫检查点抑制剂相关心肌炎

可能机制包括如下。

（1）共同抗原：激活的T细胞不仅可识别肿瘤细胞抗原，还可识别骨骼肌和心肌上高度同源的抗原，引起自身免疫性淋巴细胞性心肌炎。

（2）炎症因子表达增加：除T细胞和巨噬细胞浸润

外，ICIs相关心肌炎时循环和心肌组织中肿瘤坏死因子α、颗粒酶B、γ干扰素、白细胞介素-6、白细胞介素-8、单核细胞趋化激活因子和粒细胞巨噬细胞集落刺激因子表达明显增加。

（3）调节性T细胞稳态失调：ICIs可引起调节性T细胞减少和功能下降。

（4）免疫耐受降低：心肌细胞可利用PD-1/PD-L1和CTLA-4通路来防止生理条件下T细胞过度激活，而ICIs可消除这种保护作用。

## 四、心律失常

### （一）肿瘤相关心律失常

机制包括如下。

（1）心脏原发或转移性肿瘤侵犯心脏。

（2）颈部或纵隔自主神经系统肿瘤造成自主神经功能紊乱。

（3）肿瘤患者全身状况异常，如继发贫血导致窦性心动过速，呕吐和腹泻引起电解质紊乱，疼痛或情绪压力造成交感神经兴奋等诱发心律失常。

### （二）肿瘤治疗相关心律失常

以心房颤动（房颤）最为常见。心室颤动是最危及生命的心律失常，常伴QT间期延长。除抗肿瘤药物心脏毒性外，肿瘤溶解综合征可引起高尿酸血症和严重电解质紊乱，心律失常发生率达23.9%。

1.心房颤动

肿瘤治疗期间房颤发生率为2%~16%，与全身炎症反应、氧化应激、交感神经和肾素–血管紧张素–醛固酮系统激活等密切相关（见表3）。

表3  抗肿瘤治疗相关房颤的机制

| 分类 | 代表药物 | 机制 |
|---|---|---|
| 烷化剂 | 顺铂 | 左室功能障碍；心肌细胞损伤（线粒体功能障碍、内质网应激、凋亡、氧自由基生成和炎症）等 |
| | 美法仑 | 左室功能障碍；心包疾病；心肌细胞损伤等 |
| | 环磷酰胺 | 心肌细胞损伤（溶酶体损伤、氧化应激和凋亡）等 |
| 蒽环类药物 | 多柔比星 | 左室功能障碍；心肌细胞损伤（线粒体功能障碍、内质网应激、凋亡、氧自由基生成和炎症）等 |
| 抗代谢类药物 | 5-氟尿嘧啶 | 左室功能障碍；心肌细胞损伤；心肌缺血等 |
| | 吉西他滨 | 心肌细胞损伤；促炎细胞因子释放等 |
| 抗微管类药物 | 紫杉醇 | 促炎细胞因子释放等 |

| 分类 | 代表药物 | 机制 |
|------|----------|------|
| 靶向药物 | 曲妥珠单抗 | 左室功能障碍;心肌细胞损伤（氧化应激和凋亡）等 |
| | 伊布替尼 | 可能与氧化应激、抑制 PI3K-Akt 通路和 C-末端 Src 激酶等有关 |
| | 索拉非尼 | 左室功能障碍;心肌细胞损伤（氧自由基生成、线粒体功能障碍、细胞坏死）等 |

## 2.QT 间期延长

QT 间期是指心电图上 QRS 波起始至 T 波终点的时间。QT 间期延长提示心脏复极延迟，明显延长时易诱发恶性室性心律失常。部分肿瘤治疗引起心肌细胞内向电流增加和外向电流减少，导致 QT 间期延长。肿瘤患者 QT 间期延长与多种危险因素相关，如肿瘤治疗药物不良反应、电解质紊乱、联合用药、合并其他疾病（如肝肾功能不全、心脏基础疾病）等，不同药物诱发 QT 间期延长风险不同。引起 QT 间期延长的抗肿瘤药物主要包括三氧化二砷、奥沙利铂、紫杉醇、多西他赛、5-氟尿嘧啶和部分酪氨酸激酶抑制剂（tyrosine kinase inhibitors，TKIs）及 5-羟色胺 3 受体拮抗剂（如昂丹司琼、格雷司琼、多拉司琼等）。

3.室性心律失常

机制包括QT间期延长、心肌离子通道表达及功能改变、心肌炎症反应和心肌纤维化等。QT间期延长可诱发尖端扭转性室性心动过速，引起心室颤动甚至猝死。在儿童肿瘤幸存者中，胸部放疗患者室性心动过速发生率为4%，同时接受胸部放疗和蒽环类药物治疗的患者室性心动过速发生率为8%。

4.缓慢性心律失常

机制包括如下。

（1）副交感神经系统激活、心肌 $\beta_1$ 肾上腺素受体被抑制和敏感性下降。

（2）电解质紊乱。

（3）心脏传导系统损伤。

（4）抗肿瘤治疗引起甲状腺功能减退。

引起缓慢性心律失常的常见抗肿瘤治疗包括胸部放疗和克唑替尼、培唑帕尼、阿来替尼、卡培他滨、紫杉醇、沙利度胺、曲美替尼、尼洛替尼、Alemtuzumab、Brigatinib等药物。

## 五、高血压

### （一）肿瘤相关高血压

肾细胞癌、肝细胞癌、类癌和促结缔组织增生性小圆细胞肿瘤、神经内分泌肿瘤等可引起高血压，机制包括如下。

（1）肾功能下降和肾素-血管紧张素-醛固酮系统激活。

（2）肿瘤分泌缩血管物质，如嗜铬细胞瘤分泌儿茶酚胺，肾癌细胞大量产生血管紧张素Ⅱ、肾上腺髓质素和内皮素等血管活性肽，类癌分泌5-羟色胺或儿茶酚胺等，导致外周血管收缩，使血压升高。

### （二）肿瘤治疗相关高血压

接受血管内皮生长因子（vascular endothelial-derived growth factor，VEGF）信号通路抑制剂治疗的患者中，高血压发生率可高达80%。肿瘤治疗相关高血压机制包括（见表4）：血管内皮一氧化氮（nitric oxide，NO）和前列环素生成减少、内皮素-1生成增多、氧化应激反应增强、肾小球功能受损、血管内皮细胞凋亡导致毛细血管稀疏、淋巴管生成减少等。头、颈部放疗可致交感神经活性增强和活性氧增加，甚至可因颈动脉压力反射失效引起高血压危象。腹部放疗可引起肾脏实质损伤和肾动脉狭窄，引发严重肾性高血压。另外，肿瘤辅助治疗药物如人重组促红细胞生成素可通过增加血液黏稠度和血管外周阻力引起血压升高，非甾体抗炎药通过抑制前列腺素合成使血压升高，糖皮质激素主要通过增加皮质醇水平和水钠潴留导致高血压（见表4）。

表4 抗肿瘤药物引起高血压的机制

| 分类 | 代表药物 | 机制 |
|---|---|---|
| VEGF/VEGFR 抑制剂[a] | 贝伐珠单抗 索拉非尼 舒尼替尼 | NO生成减少；内皮素-1上调；肾脏损伤；内皮功能障碍；氧化应激；内皮细胞铁死亡 |
| BRAF抑制剂和MEK抑制剂 | 达拉非尼 维莫非尼 曲美替尼 | NO、环磷酸鸟苷生成减少；内皮功能障碍等 |
| BTK抑制剂[b] | 伊布替尼 Acalabrutinib | 热休克蛋白70下调；NO生物利用度降低等 |
| BCR-ABL 抑制剂 | 尼洛替尼 Ponatinib | 内皮功能障碍；NO生成减少等 |
| PI[c] | 硼替佐米 卡非佐米 | NO生物利用度降低；内皮功能障碍等 |
| 钙调神经磷酸酶抑制剂 | 环孢素A 他克莫司 | 血管收缩/舒张失衡；交感神经系统活性增加；钠水潴留等 |
| 铂类化合物 | 卡铂 顺铂 奥沙利铂 | NO生物利用度降低；内皮功能障碍；肾脏损伤等 |
| 雄激素轴抑制剂 | 阿比特龙 恩杂鲁胺 | 盐皮质激素活性增加；代谢综合征等 |

| 分类 | 代表药物 | 机制 |
|------|---------|------|
| mTOR抑制剂 | 依维莫司 西罗莫司 | VEGF生物利用度降低等 |

a.血管内皮生长因子（vascular endothelial-derived growth factor，VEGF）/血管内皮生长因子受体（vascular endothelial-derived growth factor receptor，VEGFR）抑制剂。

b.布鲁顿酪氨酸激酶（Bruton tyrosine kinase，BTK）抑制剂。

c.蛋白酶体抑制剂（proteasome inhibitor，PI）。

## 六、血脂异常

### （一）肿瘤相关血脂异常

机制包括如下。

（1）脂肪酸合酶在乳腺癌、前列腺癌、肺癌和甲状腺癌中表达增高，促进脂肪酸合成。

（2）肿瘤细胞通过上调固醇调节元件结合蛋白-1加快脂质合成，并可激活PI3K-Akt信号通路调节胞内脂代谢、糖代谢和谷氨酰胺代谢。

（3）肝X受体激动剂破坏脂筏，下调丝氨酸/苏氨酸激酶信号，激活胆固醇转运。

（4）腺苷三磷酸结合盒转运体A1启动甲基化、降低胆固醇转运。

### （二）肿瘤治疗相关血脂异常

机制包括：肿瘤内分泌治疗可影响性激素水平进而

导致血脂异常，一些化疗药物可造成肝脏损伤或直接影响脂蛋白和三酰甘油脂肪酶的生成等（见表5）。

表5 抗肿瘤药物相关血脂异常的机制

| 分类 | 代表药物 | 机制 |
|---|---|---|
| ALK 抑制剂[a] | 洛拉替尼 | 尚不清楚，推测可能继发于肾病综合征 |
| mTOR 抑制剂 | 依维莫司 | 减少载脂蛋白 B100 降解，增加 LDL-C 合成；降低脂蛋白脂肪酶活性，增加游离脂肪酸水平等 |
| 氟尿嘧啶类 | 卡培他滨 | 降低脂蛋白脂肪酶和肝脏三酰甘油脂肪酶活性等 |
| 拓扑异构酶抑制剂 | 托泊替康 | 抑制拓扑异构酶 I，减少磷脂转运蛋白合成，导致 HDL-C 下降，诱发高甘油三酯及高胆固醇血症等 |
| 铂类 | 顺铂 | 引起性腺功能下降，导致体内血糖上升及胰岛素抵抗，促进体内脂肪再分布等 |
| BCR-ABL 抑制剂 | 尼洛替尼 | 抑制 c-ABL 基因，引起胰岛素抵抗，导致糖脂代谢紊乱，诱发高脂血症等 |
| ICIs[b] | 帕博利珠单抗 纳武利尤单抗 | 致免疫性糖尿病，引起代谢综合征等 |
| 选择性雌激素受体调节剂 | 他莫昔芬 | 减少 LDL 氧化和降解等 |

| 分类 | 代表药物 | 机制 |
|---|---|---|
| 芳香化酶抑制剂 | 来曲唑 阿那曲唑 依西美坦 | 增加脂蛋白脂肪酶活性,从而影响血脂水平等 |
| 卵巢/睾丸功能抑制剂 | 亮丙瑞林 戈舍瑞林 | 降低脂联素水平;增加皮下脂肪量,引起内脏脂肪堆积,诱发代谢综合征等 |
| 其他 | 全反式维甲酸 | 肝脏胆固醇和甘油三酯合成增加及载脂蛋白组分比例失调等 |
| | 左旋门冬酰胺酶 | 可能与脂蛋白脂肪酶活性降低后外源性乳糜微粒和内源性极低密度脂蛋白合成增加等有关 |

a.间变性淋巴瘤激酶(anaplastic lymphoma kinase,ALK)抑制剂。

b.免疫检查点抑制剂(immune checkpoint inhibitors,ICIs)。

## 七、血栓形成、栓塞及出血

### (一)肿瘤相关血栓形成、栓塞及出血

恶性肿瘤细胞分泌组织因子和促凝物质,组织因子与活化凝血因子Ⅶ结合启动外源性凝血途径,促凝物质可直接激活Xa因子启动凝血反应;肿瘤损伤血管内皮,导致血小板激活和纤溶系统活性下降,导致静脉血栓栓塞(venous thromboembolism,VTE);肿瘤侵犯血管直接导致血栓形成,如肾细胞癌侵犯下腔静脉、肝癌压迫肝静脉、纵隔肿瘤压迫上腔静脉、腹部或盆腔肿瘤压迫

下肢静脉等。患者长期卧床、高龄、肥胖和遗传性易栓症等均增加 VTE 风险。肿瘤患者动脉血栓栓塞主要与血液高凝状态、内皮功能障碍及血小板激活有关。

肿瘤引起出血的机制包括以下几点。

（1）肿瘤侵犯破坏血管结构。

（2）肿瘤导致血小板减少；白血病细胞、淋巴瘤和实体瘤浸润骨髓，引起血小板生成减少；血液系统恶性肿瘤常引起脾大，血小板破坏增加。

（3）肿瘤患者因缺乏叶酸、维生素 $B_{12}$ 或锌等，导致出血风险增加。

（4）凝血功能障碍：肿瘤如合并弥散性血管内凝血（disseminated intravascular coagulation，DIC）消耗凝血因子；肝癌患者因肝脏合成凝血因子不足、维生素 K 吸收障碍和纤维蛋白原合成减少等。

（5）肿瘤破裂导致出血。

（二）肿瘤治疗相关血栓形成、栓塞及出血

肿瘤治疗导致血栓形成机制包括内源性抗凝物质水平降低、诱导组织因子促凝活性增强、血小板激活和内皮细胞损伤等。手术、化疗、抗血管新生靶向治疗、内分泌治疗、免疫治疗、输血和中心静脉置管等均可增加血栓风险。出血常见于肿瘤治疗相关性血小板减少症，发病机制包括以下几点。

（1）血小板生成减少：化疗药物可对血小板生成各个环节产生影响，包括减少巨核细胞产生、抑制巨核细胞生成和释放血小板的功能等，导致血小板减少。

（2）血小板破坏增加及分布异常：如药源性免疫性血小板减少症：化疗药物导致门脉高压和脾功能亢进，血小板在脾内滞留和破坏增加。

## 八、周围动脉疾病

### （一）肿瘤相关周围动脉疾病

肿瘤引起周围动脉疾病（peripheral arterial disease，PAD）的机制包括以下几点。

（1）损伤血管内皮。

（2）损伤心脏瓣膜，并在瓣膜上形成血栓，脱落栓子引起外周动脉栓塞。

（3）深静脉栓子通过卵圆孔或房间隔缺损处，右向左分流进入左心系统，引起体循环栓塞。

（4）肿瘤压迫动脉。

### （二）肿瘤治疗相关周围动脉疾病

使用尼洛替尼等BCR-ABL抑制剂治疗慢性髓系白

血病患者PAD发生率可达30%。肿瘤治疗导致PAD的主要机制是血管内皮损伤。对中、大血管，放疗引起PAD的机制还包括滋养血管闭塞导致血管中层坏死和纤维化、外膜纤维化和动脉粥样硬化加速等。

## 九、心脏瓣膜病

### (一)肿瘤相关心脏瓣膜病

（1）类癌能分泌5-羟色胺，引起心脏瓣膜纤维化，常表现为三尖瓣和肺动脉瓣关闭不全和/或狭窄。因5-羟色胺经肺循环后失活，较少累及左心瓣膜。

（2）多发性骨髓瘤合并心脏淀粉样变患者可出现心脏瓣膜受累，表现为瓣膜毛糙或增厚、瓣膜反流或狭窄。

（3）心脏肿瘤如心脏乳头状弹力纤维瘤可引起主动脉瓣和二尖瓣反流。

### (二)肿瘤治疗相关心脏瓣膜病

化疗药物通常不直接影响心脏瓣膜。心脏瓣膜病是左胸或纵隔放疗（心脏位于辐射野内）较常见的晚期心脏并发症，发生率可达10%，主要表现为瓣膜纤维化和钙化，损伤常累及主动脉根部、二尖瓣环、二尖瓣基底部及中部等，损伤程度与照射剂量相关。放疗可导致成纤维细胞增殖和胶原合成增加；主动脉瓣间质细胞经放疗照射后可转变为成骨型，导致瓣膜钙化等。

## 十、肺动脉高压

### （一）肿瘤相关肺动脉高压

机制包括如下。

（1）肺肿瘤血栓性微血管病：癌细胞形成的癌栓随血液转移至肺，导致肺小动脉栓塞，并诱导血管内皮细胞增生，造成肺肿瘤血栓性微血管病，常见于肝癌、肾癌、乳腺癌、胃癌、膀胱癌和绒毛膜癌。

（2）肺动脉栓塞：肿瘤合并深静脉血栓，栓子脱落阻塞肺动脉；肿瘤压迫或阻塞肺动脉主干。

### （二）肿瘤治疗相关肺动脉高压

肺动脉高压是某些抗肿瘤药物治疗后少见但严重的并发症。约11%应用达沙替尼治疗的患者出现肺动脉高压，在终止治疗后会改善，但不能完全逆转。抗肿瘤药物导致肺动脉高压的机制见表6。

表6　抗肿瘤药物导致肺动脉高压的机制

| 分类 | 代表药物 | 机制 |
|---|---|---|
| TKIs[a] | 达沙替尼 | 平滑肌增生和内皮功能障碍等 |
| 单克隆抗体 | 贝伐珠单抗 | 抑制多巴胺、去甲肾上腺素和血清素再摄取等 |

| 分类 | 代表药物 | 机制 |
|---|---|---|
| 单克隆抗体 | 恩美曲妥珠单抗 | 可能继发于毛细血管扩张和肺间质纤维化等 |
| | 利妥昔单抗 | 免疫机制等 |
| 烷化剂 | 环磷酰胺 | 肺静脉闭塞性疾病等 |
| 抗微管药物 | 紫杉醇 | 肺静脉闭塞性疾病等 |
| 免疫调节剂 | 沙利度胺 | 机制不清 |
| 蒽环类药物 | 多柔比星<br>阿柔比星<br>表柔比星 | 左室功能障碍等 |
| PI[b] | 卡非佐米 | 内皮NO合酶和NO水平下降等 |
| 抗肿瘤抗生素 | 博来霉素 | 肺间质纤维化等 |
| | 丝裂霉素 | 肺静脉闭塞性疾病、肺间质纤维化等 |

a. 酪氨酸激酶抑制剂（tyrosine kinase inhibitors，TKIs）。

b. 蛋白酶体抑制剂（proteasome inhibitor，PI）。

## 十一、心包疾病

### （一）肿瘤相关心包疾病

肿瘤侵犯心包可表现为心包炎、心包肿物、心包积液或心脏压塞，常见于肺癌、乳腺癌、食管癌、黑色素瘤、淋巴瘤和白血病等。心包原发性肿瘤如畸胎瘤、间皮瘤、副神经节瘤和肉瘤等少见。心包炎可由癌细胞直接浸润或血行播散至心包、心包内出血等引起，可表现为急性心包炎和缩窄性心包炎。心包积液原因包括感染性或自身免疫性心包炎，或肿瘤影响纵隔淋巴液回流等。

（二）肿瘤治疗相关心包疾病

肿瘤治疗通过多种机制引起心包疾病。放疗是肿瘤治疗相关心包疾病最常见的原因之一。放疗致急性心包炎发病率为2%~5%，常发生在放疗后数天至数周内，与照射剂量相关，可在多年后演变为缩窄性心包炎。蒽环类、博来霉素、环磷酰胺、阿糖胞苷等化疗药物及达沙替尼等靶向药物也可引起心包炎和心包积液。ICIs治疗可导致心包炎、心包积液甚至心脏压塞。在ICIs引起的心包炎患者中，病理组织学显示存在淋巴细胞和巨噬细胞浸润。

第三章

肿瘤相关心血管损伤的临床表现、诊断及鉴别诊断

# 一、心功能不全

## （一）临床表现

心功能不全可发生于肿瘤治疗早期，也可发生于肿瘤治疗结束后数年，因抗肿瘤治疗方案而异。主要表现为劳力性呼吸困难、端坐呼吸、咳嗽、咳痰、乏力和少尿等，可伴肺部湿啰音、颈静脉充盈或怒张及下肢水肿等体征。

## （二）诊断及鉴别诊断

经胸超声心动图（transthoracic echocardiography，TTE）是评价心功能的最常用手段，推荐测量LVEF和心室整体纵向应变（global longitudinal strain，GLS）。LVEF能够反映左室收缩功能，但不如GLS敏感，GLS可在出现LVEF下降前更早检测到亚临床左室收缩功能障碍。心血管核磁共振成像（cardiovascular magnetic resonance，CMR）可发现心功能的轻微变化，且准确性及可重复性更好，还能发现早期心肌损伤的炎性改变和水肿以及晚期心肌纤维化，有助于鉴别导致心功能不全的病因。心脏生物标志物如肌钙蛋白（cTn）和利钠肽（BNP或NT-proBNP）具有较高阴性预测价值，利钠肽水平升高常提示心功能受损。

根据是否存在心衰症状，肿瘤治疗相关心功能不全（cancer therapy-related cardiac dysfunction，CTRCD）可分为无症状性CTRCD和症状性CTRCD。根据严重程度，又可将无症状性CTRCD分为轻度、中度和重度。

（1）轻度：LVEF大于或等于50%，且伴GLS较基线水平下降大于或等于15%，或新出现的心脏标志物利钠肽和/或cTn升高。

（2）中度：①新出现的LVEF下降大于或等于10个百分点但仍大于40%；②LVEF下降小于10个百分点并在40%~49%范围内，且伴GLS较基线水平下降大于15%或新出现的心脏标志物利钠肽和/或cTn升高。

（3）重度：新出现的LVEF小于40%。

CTRCD需与以下疾病相鉴别：原发于心血管疾病的心衰，表现为呼吸困难的肺部疾病、心包疾病、肝硬化腹水、血源性呼吸困难等。

二、冠心病

（一）临床表现

1.慢性冠状动脉综合征

慢性冠状动脉综合征（chronic coronary syndrome，CCS）包括稳定型心绞痛、缺血性心肌病及隐匿性冠心病。稳定型心绞痛以阵发性心前区或胸骨后疼痛为主要特点，可放射至左肩及左上肢，活动或情绪激动时发作，常在相同诱因下反复发生，部分患者胸痛症状不典型。缺血性心肌病和隐匿性冠心病通常无特异性症状和体征。恶性肿瘤患者的心绞痛症状易被原发疾病和肿瘤治疗副反应掩盖，造成漏诊。

2.急性冠状动脉综合征

ACS是以冠状动脉粥样硬化斑块破裂或侵蚀，继发血栓形成导致冠状动脉管腔完全或不完全闭塞为病理基础的一组临床综合征，包括ST段抬高型心肌梗死（ST-elevation myocardial infarction，STEMI）、非ST段抬高型心肌梗死（non-STEMI，NSTEMI）和不稳定型心绞痛（unstable angina，UA），后两者统称为非ST段抬高型ACS（NSTE-ACS）。STEMI患者胸痛持续时间常超过20分钟，程度更重，休息或舌下含服硝酸甘油多不能缓解。NSTE-ACS可表现为静息或夜间发作心绞痛，稳定型心绞痛1个月内症状加重或心肌梗死后1个月内发作的心绞痛。NSTE-ACS患者体检常无特殊表现，伴心功能不全时，可出现第三心音或肺部啰音。恶性肿瘤患者由于肿瘤治疗所致神经毒性可引起痛觉感知力下降，造成恶性肿瘤患者胸痛症状不典型。此外，部分抗肿瘤药物（如表柔比星、紫杉醇、贝伐珠单抗及利妥昔单抗等）可诱发过敏相关的 ACS。

（二）诊断及鉴别诊断

1. CCS

静息心电图和 TTE 应作为疑似 CCS 患者的基本检查，但静息心电图正常不能排除心肌缺血。TTE 有助于排除其他结构性心脏病。心肌缺血的负荷试验包括负荷心电图和负荷影像学检查（如核素心肌负荷试验、超声心动图负荷试验）。冠状动脉狭窄程度的评估可采用冠状动脉 CT 血管造影（computer tomography angiography，CTA）或冠状动脉造影。

对疑似 CCS 患者，首先通过病史初步排除 ACS，再根据患者年龄、性别和胸痛特点采用验前概率法（pre-test probability，PTP）推断患者罹患 CCS 的可能性（表 7）。PTP 小于 15%（低概率）者基本可排除 CCS；PTP 为 15%~65%（中低概率）者建议行负荷心电图试验或无创影像学检查；PTP 为 65%~85%（中高概率）者建议行无创影像学检查以确诊 CCS；PTP 大于 85%（高概率）者可确诊 CCS。CCS 需与 ACS、带状疱疹、消化系统疾病、肋间神经痛、心脏神经症及其他引起心绞痛的心血管疾病进行鉴别。

表7 稳定性胸痛症状患者的临床试验前概率（PTP，%）

| 年龄（岁） | 典型心绞痛症状 | | 非典型心绞痛症状 | | 非心绞痛性质的胸痛症状 | |
|---|---|---|---|---|---|---|
| | 男性 | 女性 | 男性 | 女性 | 男性 | 女性 |
| 30~39 | 59 | 28 | 29 | 10 | 18 | 5 |
| 40~49 | 69 | 37 | 38 | 14 | 25 | 8 |
| 50~59 | 77 | 47 | 49 | 20 | 34 | 12 |
| 60~69 | 84 | 58 | 59 | 28 | 44 | 17 |
| 70~79 | 89 | 68 | 69 | 37 | 54 | 24 |
| >80 | 93 | 76 | 78 | 47 | 54 | 32 |

注：典型心绞痛症状是指胸痛同时符合以下3项特征：胸骨后阵发性、压榨性疼痛，也可为烧灼感，持续时间数分钟至十余分钟；劳累或情绪应激可诱发；休息和/或硝酸酯类药物治疗后数分钟内可缓解。符合上述特征中两项者为非典型心绞痛，仅符合上述特征中1项或均不符合为非心绞痛性质的胸痛。

PTP区域灰度由浅至深分别对应低概率（PTP小于15%）、中低概率（15%~65%）、中高概率（65%~85%）和高概率（PTP大于85%）。

2.ACS

心电图及心肌坏死标志物对ACS诊断、鉴别诊断及危险分层具有重要意义，需动态观察。TTE可排除引起胸痛的其他结构性心脏疾病。冠状动脉CTA和冠状动造影对确定"罪犯"血管和病变、判断病情及指导治疗有重要价值。

根据心肌坏死标志物是否升高，ACS分为急性心肌梗死（acute myocardial infarction，AMI）及UA；根据心电图ST段是否抬高，AMI分为STEMI及NSTEMI。AMI诊断标准为cTn水平升高，同时至少合并以下情况之一：①典型心肌缺血症状；②新发缺血性心电图改变；③心电图新出现的病理性Q波；④影像学提示与缺血一致的新出现的存活心肌丧失或节段性室壁运动异常；⑤冠状动脉造影证实冠状动脉存在严重狭窄或完全闭塞。UA诊断基于上述临床表现，但cTn不升高。ACS需与ICIs相关心肌炎、主动脉夹层、急性肺栓塞等进行鉴别，如为肿瘤药物治疗期间出现的ACS伴过敏相关症状、体征和实验室检查异常，特别是血栓中发现嗜酸细胞和肥大细胞，则为过敏相关的ACS。

## 三、免疫检查点抑制剂相关心肌炎

### （一）临床表现

ICIs相关心肌炎发生率为0.04%~1.14%，其中80%发生在治疗后12周内，部分患者仅接受1~2次ICIs治疗就出现严重心肌炎，致死率高达50%。ICIs相关心肌炎临床表现变化多样，早期常无特异临床症状，可表现为乏力、心悸、气短、肌痛、胸痛等，合并肌无力可出现复视、上睑下垂和斜视等，严重时可出现呼吸困难、下肢浮肿及晕厥，甚至导致心源性休克及猝死。

（二）诊断及鉴别诊断

ICIs 相关心肌炎的症状、体征、心电图和实验室检验及影像学检查均缺乏特异性，心内膜活检是诊断心肌炎的"金标准"。根据 Dallas 病理组织学诊断标准，ICIs 相关心肌炎主要病理学表现为心肌细胞损伤或坏死及心肌间大量炎性细胞浸润，可为局部斑片状或整体心脏的炎性细胞浸润。基于临床资料可将 ICIs 相关心肌炎分为"明确的心肌炎""可能性较大的心肌炎"和"有可能的心肌炎"（表8）。仅有心肌坏死标志物升高（排除其他疾病所致），伴或不伴利钠肽升高，而无临床症状、心电图、TTE 或 CMR 改变的称为亚临床心肌损伤。

表8 ICIs相关心肌炎诊断标准

| 诊断 | 诊断标准 |
|------|----------|
| 明确的心肌炎 | 符合以下任何一条：<br>1）心肌炎的病理组织学诊断（如心内膜心肌活检或尸检）；<br>2）CMR表现符合心肌炎诊断标准[b]+心肌炎临床综合征[a]+以下任何一项：①心肌坏死标志物升高；②心肌心包炎心电图证据；<br>3）TTE新出现不能用其他原因（如ACS、应激性心肌病、脓毒症）解释的室壁运动异常+心肌炎临床综合征+心肌坏死标志物升高+心肌心包炎心电图证据+血管造影或其他检查排除阻塞性冠状动脉疾病 |
| 可能性较大的心肌炎 | 符合以下任何一种情况且不能用其他原因（如ACS、应激性心肌病、外伤）解释：<br>1）CMR表现符合心肌炎诊断标准[b]但无以下任何一项：①心肌炎临床综合征[a]；②心肌坏死标志物升高；③心肌心包炎心电图证据；<br>2）CMR非特异性表现提示心肌炎[b]+以下任意一项：①心肌炎临床综合征[a]；②心肌坏死标志物升高；③心肌心包炎心电图证据；<br>3）TTE新出现室壁运动异常+心肌炎临床综合征[a]+以下任何一项：①心肌坏死标志物升高；②心肌心包炎心电图证据；<br>4）符合有可能的心肌炎诊断标准+[18]氟脱氧葡萄糖正电子发射断层显像（[18]F-FDG PET）发现不完整的心脏氟脱氧葡萄糖摄取，且不能用其他疾病解释 |

続表

| 诊断 | 诊断标准 |
|------|----------|
| 有可能的心肌炎 | 符合以下任何一种情况且不能用其他原因(如ACS、应激性心肌病、创伤)来解释：<br>1)CMR非特异性表现提示心肌炎[b]，但不伴以下任何一项：①心肌炎临床综合征[a]；②心肌坏死标志物升高；③心肌心包炎心电图证据；<br>2)TTE新出现室壁运动异常+以下任何一项：①心肌炎临床综合征[a]；②心肌心包炎心电图证据；<br>3)新出现的心肌坏死标志物升高(超过基线)+以下任何一项：①心肌炎临床综合征[a]；②心肌心包炎心电图证据 |

[a] 心肌炎临床综合征：包括心悸、胸痛等症状，以及急性或慢性心衰、心包炎、心包积液的临床表现。
[b] CMR心肌炎诊断采用改良的Louis Lake标准。

ICIs相关心肌炎分为3型。轻症型心肌炎：临床情况介于亚临床损伤与重症型心肌炎之间，cTn与利钠肽轻度升高。重症型心肌炎：出现包括二度房室阻滞、束支阻滞、室壁运动异常、LVEF小于50%或心功能Ⅱ~Ⅲ级，cTn与利钠肽明显升高。危重型心肌炎：出现包括血流动力学不稳定、心功能Ⅳ级、完全性房室阻滞、室性心动过速或心室颤动、多器官功能衰竭，cTn与利钠肽显著升高。

ICIs相关心肌炎分为4级。1级：日常活动无症状或仅有轻微症状。2级：日常活动或劳累时出现症状。3级：轻微活动或静息状态下即出现明显症状，或出现需要干预治疗的其他情况。4级：危及生命，需要紧急治疗（如连续静脉输液治疗或机械循环支持）。

ICIs相关心肌炎需与ACS、肺栓塞和其他原因所致心律失常、心衰、心脏生物标志物升高及其他原因所致心肌炎进行鉴别。

## 四、心律失常

### （一）临床表现

#### 1.心房颤动

房颤通常表现为心悸、乏力、胸闷及运动耐量下降等，临床症状与房颤发作时心室率、房颤持续时间及心功能等有关。房颤时心脏听诊第一心音强弱不等、节律不齐，可伴脉搏短绌。

#### 2.室性心律失常及QT间期延长

肿瘤患者出现室早可无明显症状，也可有心悸、胸闷和心跳停搏感。发生室速时多出现心悸和头晕症状，症状轻重与室速频率、持续时间及基础心脏疾病有关。QT间期显著延长可诱发尖端扭转型室速，可造成意识丧失、抽搐，抢救不及时可导致死亡。

### 3.缓慢性心律失常

缓慢性心律失常患者常伴疲倦、乏力、心悸、头晕及黑矇等症状，可出现运动耐量下降、晕厥甚至猝死。单纯右束支阻滞常无症状，左束支阻滞由于心室收缩不同步或并发潜在心脏疾病可出现心衰表现。

### （二）诊断及鉴别诊断

#### 1.心房颤动

心电图诊断标准包括：各导联P波消失，代之以大小不等、形态不同的f波；RR间期绝对不规则；QRS波群通常不增宽，如宽大畸形提示伴束支阻滞、室内差异性传导或预激综合征合并房颤。

#### 2.室性心律失常及QT间期延长

对于疑似室性心律失常者，首先通过心电图或动态心电图检查以明确诊断，需与室上性心律失常伴束支阻滞或室内差异性传导鉴别。对不能确诊为室速的患者，可考虑侵入性心内电生理检查以明确心动过速发生机制。

QT间期测量值受多种因素尤其是心率影响，常需通过各种公式对QT间期测量值进行校正，即校正的QT间期（corrected QT interval，QTc）。推荐使用Fridericia

校正公式来评估 QT 间期，即 $QTc^F$，公式为 $QTc^F = QT/\sqrt[3]{RR}$。一般人群 QTc 正常值为男性小于 450 ms，女性小于 460 ms。当 QTc 大于等于 500 ms 时，尖端扭转型室速发生风险显著增加。

3.缓慢性心律失常

心电图可识别心率、节律和传导异常。动态心电图及植入式心电记录仪有助于诊断间歇性发作的缓慢性心律失常。

## 五、高血压

（一）临床表现

1.肿瘤相关高血压

肿瘤引起高血压临床表现多样，常与肿瘤分泌激素有关，如醛固酮水平升高导致夜尿频多；皮质醇水平升高导致满月脸、水牛背、多种代谢紊乱及骨质疏松等；儿茶酚胺水平升高导致头痛、心悸、多汗和面色苍白等交感神经亢奋表现；5-羟色胺为主的活性物质增加导致阵发性皮肤潮红、发绀、呼吸困难、腹痛、腹泻及哮喘等。

2.肿瘤治疗相关高血压

肿瘤治疗引起高血压通常无症状，或缺乏特异性症状，易被恶性肿瘤临床症状及其治疗不良反应掩盖。高血压因抗肿瘤药物不同而发生时间不同，例如：VEGF/VEGFR抑制剂、BRAF抑制剂、MEK抑制剂、BTK抑制剂和抗雄性激素药物等，常在短期内诱发血压升高；铂类和抗微管蛋白药物长期使用后可引发血压升高；放疗对血管损伤可能继发高血压，且多发生在肿瘤治疗结束后。

（二）诊断及鉴别诊断

1.肿瘤相关高血压

原发性醛固酮增多症（原醛症）依靠血醛固酮/肾素比值筛查，联合卡托普利抑制试验和/或生理盐水试验可确诊，肾上腺彩超、CT和磁共振成像有助定位诊断，双侧肾上腺静脉分段采血是诊断原醛症优势分侧的"金标准"。库欣综合征诊断推荐行血皮质醇及昼夜节律检测，发现血皮质醇升高和昼夜节律紊乱时，小剂量地塞米松试验可确诊，进一步大剂量地塞米松试验、促肾上腺皮质激素水平测定和影像学检查有助于明确病因与定位。嗜铬细胞瘤诊断推荐首选血和尿甲氧基肾上腺素及甲氧基去甲肾上腺素检测，肾上腺超声、CT和磁共振成像有助于定位诊断，放射性间碘苄胍显像、生长抑素受体核素显像有助于定性定位诊断。类癌综合征诊断推荐测定24小时尿或血浆5-羟吲哚乙酸，具有高特异性和敏感性，定位分期通过 CT、磁共振成像、放射性标记的生长抑素类似物及$^{68}$Ga-DOTATOC高分辨率PET-CT诊断成像获得。

2.肿瘤治疗相关高血压

正在接受肿瘤治疗或有明确抗肿瘤治疗史的患者，否认既往高血压病史且诊室血压非同日两次以上均大于或等于140/90 mmHg，应考虑为肿瘤治疗相关高血压，需排除疼痛、焦虑及抑郁等应激所致血压升高及"白大衣高血压"。建议行动态血压监测，24小时平均血压大于或等于130/80 mmHg，白天平均血压大于或等于135/85 mmHg，夜间平均血压大于或等于120/70 mmHg，有助于排除"白大衣高血压"。家庭血压监测也是重要的诊断手段，诊断标准为大于或等于135/85 mmHg。肿瘤治疗导致高血压本质上属于继发性高血压，需排除肿瘤合并原发性高血压、肿瘤本身引起高血压、其他原因引起的继发性高血压。

## 六、血脂异常

### （一）临床表现

肿瘤治疗相关血脂异常包括高胆固醇血症、高甘油三酯血症、混合型高脂血症及低高密度脂蛋白血症等，常发生于治疗早期，也可发生在治疗后的2~3年，因抗肿瘤药物不同而异。可能出现的临床表现包括眼睑黄斑瘤、角膜环和肌腱黄瘤等。

（二）诊断及鉴别诊断

常用血脂检测项目包括总胆固醇、甘油三酯、低密度脂蛋白胆固醇（low-density lipoprotein cholesterol，LDL-C）及高密度脂蛋白胆固醇（high-density lipoprotein cholesterol，HDL-C）等。如果患者存在畏寒、乏力、反应迟钝、皮温低、颜面水肿等症状，应同时检测甲状腺功能，以鉴别诊断甲状腺功能减退。

肿瘤治疗相关血脂异常目前尚缺乏统一诊断标准，诊断界值可参考《中国血脂管理指南（2023年）》标准，通常认为肿瘤患者在接受肿瘤治疗后，血脂较基线出现明显波动时，在除其他原因引起的血脂异常后，可考虑为肿瘤治疗相关血脂异常。肿瘤治疗相关血脂异常主要需与甲状腺功能减退、慢性肾功能不全、肾病综合征、梗阻性肝病等疾病相鉴别。

## 七、血栓形成、栓塞及出血

（一）临床表现

1.静脉血栓栓塞

包括深静脉血栓形成和肺栓塞。深静脉血栓形成常见于下肢深静脉，主要临床表现为单侧肢体肿胀、疼痛及沉重感等。急性肺栓塞临床表现多样，缺乏特异性，主要取决于栓子大小、数量、栓塞部位及患者是否存在基础心肺疾病等因素。呼吸困难、胸痛、晕厥及咯血是肺栓塞典型症状。胸痛多因远端肺栓塞引起胸膜刺激所致。呼吸困难在中心型肺栓塞中常见且严重，而在小的外周型肺栓塞通常轻微而短暂。既往存在心衰及或肺部疾病患者，呼吸困难加重可能是肺栓塞唯一症状。咯血提示肺梗死，多在24小时内发生，呈鲜红色，数日后可变为暗红色。晕厥不常见，但有时是急性肺栓塞唯一或首发症状。

2.动脉血栓栓塞

不同部位动脉血栓栓塞可出现不同临床症状，栓塞发生在冠状动脉或脑动脉分支，常可危及生命。AMI临床表现参考本章第二节。脑血管栓塞多表现为偏瘫、失语及意识障碍。外周动脉栓塞可出现肢体苍白、疼痛及缺血性坏死等。

3.心腔内血栓

心腔内血栓可无特异性临床表现，如血栓体积较大，可引起心腔充盈受限和心脏舒缩功能障碍，出现头晕、乏力、气促等症状。血栓一旦脱落，可造成栓塞，甚至直接堵塞左右心室流出道，引发猝死。

### 4.出血

出血可表现为黑便、血尿、呕血、咯血、鼻衄、阴道流血和腹腔出血等。毛细血管损伤出血可引起瘀点或瘀斑。当出血量大于等于1000 ml且速度较快时，可引起头晕、心悸、出汗、脉搏细速、血压下降，进而出现皮肤湿冷和花斑、精神萎靡或烦躁，严重时发生休克，甚至危及生命。

### （二）诊断及鉴别诊断

### 1.静脉血栓栓塞

详细采集病史和体格检查，包括肢体是否存在不对称性肿胀、疼痛及沉重感等；是否有不明原因的呼吸急促、胸痛、心动过速和晕厥；是否存在外周静脉置管，如PICC置管或输液港。推荐采用改良临床VTE诊断评估量表（简化Wells评分量表）对疑诊患者进行初步筛查。按照深静脉血栓形成诊断的临床特征评分，将患有深静脉血栓形成的临床可能性分为高、中、低。Wells评分为低度可能时，检测血D-二聚体，阴性排除血栓，阳性者进一步行超声检查。对中和高度可能的患者，应行静脉加压超声或其他影像学检查进一步明确诊断。

疑诊肺栓塞且血流动力学不稳定的患者首选床旁TTE检查，如发现右心功能障碍和肺动脉收缩压增高，在病情允许且CT设备可用时应立即进行肺动脉CTA检查以明确诊断。疑诊肺栓塞且血流动力学稳定的患者可根据肺栓塞临床可能性评估（预测可能性评分或临床经验判断），对于中、低概率或不太可能发生肺栓塞患者首选D-二聚体检测，阳性者再进一步完成肺动脉CTA；高概率或很可能发生肺栓塞患者首选肺动脉CTA检查以快速确诊。

2.动脉血栓栓塞

高血压、糖尿病、房颤、风湿性心脏病等心血管基础疾病是动脉血栓栓塞的危险因素，对诊断有重要提示意义。患者突然出现肢体偏瘫、偏盲、偏身感觉障碍、胸闷、胸痛、呼吸困难等临床表现，应高度怀疑可能存在动脉血栓栓塞，结合相应动脉影像学检查以明确诊断。

3.心腔内血栓

TTE可识别心腔内血栓，可见大小不一、形态不规则的团块。早期多呈低回声，随时间延长，血栓可呈等回声或高回声，血栓内可伴有钙化。血栓团块基底部通常较宽、无蒂，大多不活动或活动较小。CMR比TTE检测心腔内血栓特异性和敏感性高，是诊断心腔内血栓的"金标准"。

心腔内血栓需与心脏原发性及转移性肿瘤鉴别。黏液瘤是心脏最常见良性肿瘤，左心房内最多见，TTE多表现为心腔内回声均匀的圆形或椭圆形团块，多数有蒂连于卵圆窝处，活动度较大；心脏转移瘤TTE多表现为形态、边界不规则肿块，基底宽，与心房、心室壁连接紧密，活动度差，可伴心包积液。诊断困难时可采用超声增强剂协助鉴别诊断。

4.出血

病史和临床表现可提示出血原因。止血功能检查包括血小板计数及功能检测等；凝血系列检查包括活化部分凝血活酶时间、凝血酶原时间、凝血酶时间等。CT适于实质性脏器病变出血的诊断，消化道内镜可确诊消化道出血，妇科超声检查可更准确地诊断女性生殖系统肿瘤。

## 八、周围动脉疾病

### （一）临床表现

大部分PAD患者早期仅表现为下肢轻度麻木不适，

随病情进展可出现间歇性跛行及静息痛，甚至发生坏疽。一些抗肿瘤药物，如博来霉素、环磷酰胺、铂类药物、长春新碱和氟尿嘧啶类药物等，可诱发雷诺现象。副瘤性肢端血管综合征是抗代谢类化疗药物的罕见并发症，发病率为2/10万，表现为突然发作和快速进展的肢端缺血，约80%迅速发展为坏疽。

（二）诊断及鉴别诊断

踝肱指数（ankle brachial index，ABI）是临床上最简单、常用检查方法，正常值0.9~1.3，小于0.9为异常，严重肢体缺血时可小于0.5。CT血管造影与侵入性动脉造影具有确诊价值。依据典型间歇性跛行、静息痛等症状或体征，结合危险因素及相关辅助检查可诊断。鉴别诊断应与多发性大动脉炎、血栓闭塞性脉管炎及血管炎等非粥样硬化性动脉闭塞性疾病相鉴别。

## 九、心脏瓣膜病

（一）临床表现

肿瘤治疗相关心脏瓣膜病（valvular heart disease，VHD）常由放疗引起，可发生于放射治疗结束后数十年，主要累及主动脉瓣和二尖瓣，可导致瓣膜反流和/或狭窄。VHD发生风险与心脏放射总剂量（特别是大于

30 Gy）及联合蒽环类药物化疗等因素密切相关。

轻度 VHD 患者通常无症状，严重主动脉瓣狭窄可出现呼吸困难、心绞痛甚至晕厥。心脏杂音是心脏瓣膜病的常见体征，主动脉瓣反流可在胸骨左缘第 3、4 肋间闻及舒张期叹气样杂音，主动脉瓣狭窄可于胸骨右缘 1~2 肋间闻及粗糙而响亮的收缩期喷射样杂音，二尖瓣反流在心尖可闻及收缩期粗糙的吹风样杂音，三尖瓣反流可于胸骨下端左缘闻及收缩期杂音。肿瘤患者出现新发或恶化 VHD 可能与并发 ACS、心内膜炎、心脏肿瘤和机械瓣膜血栓等有关。

（二）诊断及鉴别诊断

TTE 是首选检查，可显示心脏瓣膜形态、结构及受累范围，并能定量评估瓣膜狭窄及反流程度。经食管超声心动图（transesophageal echocardiography，TEE）作为 TTE 的重要补充，可提供更详细的影像学证据。二尖瓣前叶与主动脉根部钙化是放疗所致的 VHD 特征性改变。CT 成像通常用于瓣膜钙化评估、介入手术方案制定及器械选择。肿瘤治疗相关 VHD 需与退行性及风湿性 VHD 鉴别。

## 十、肺动脉高压

### （一）临床表现

肺动脉高压症状缺乏特异性，主要表现为活动后气促、疲乏、头晕、胸闷、胸痛、心悸和黑矇等。合并严重右心功能不全时可出现下肢浮肿、腹胀、纳差等。晚期静息状态下亦可出现上述症状。部分患者可因肺动脉扩张引起机械压迫症状，如压迫左喉返神经出现声音嘶哑、压迫气道引起干咳等。

### （二）诊断及鉴别诊断

肺动脉高压定义为海平面、静息状态下，经右心导管检查测定的肺动脉平均压大于 20 mmHg。因肺动脉高压早期症状无特异性，常被恶性肿瘤本身症状掩盖，易致漏诊或误诊。存在肺动脉高压基础病因及接受可能导致肺动脉高压肿瘤治疗的患者，应密切随访是否出现肺动脉高压相关症状。TTE 是疑诊肺动脉高压患者首选的无创诊断筛查方法。如三尖瓣反流峰值流速小于或等于 2.8 m/s 且无其他肺动脉高压征象，肺动脉高压可能性较低。右心导管检查是诊断和评估肺动脉高压的标准方法。其他检查还包括心电图、胸部 X 线、肺动脉 CTA（排查慢性肺血栓栓塞）、肺功能测定及放射性核素肺通气/灌注显像等。

肿瘤患者肺动脉高压诊断可参考肺动脉高压指南推荐的流程图。肿瘤治疗患者如怀疑肺动脉高压，需与特发性肺动脉高压及肺动脉型多发性大动脉炎相鉴别，以呼吸困难为主要表现时还应与心衰相鉴别。

## 十一、心包疾病

### (一) 临床表现

#### 1.心包炎

心包炎有时是隐匿性肿瘤的首发表现，可伴胸痛、发热等症状，胸痛通常吸气加重而坐位减轻。急性心包炎典型体征为心包摩擦音，前倾坐位时在胸骨左缘第3~4肋间最易听到。

缩窄性心包炎常由放疗诱导纤维化所致，主要症状和体征包括呼吸困难、奇脉（吸气时收缩压下降大于10 mmHg）、Kussmaul征（吸气时颈静脉明显扩张）、心包叩击音、肝肿大、腹水、胸腔积液及下肢水肿等。

#### 2.心包积液

心包积液临床表现取决于积液量和增长速度，常表现为运动耐力下降和呼吸困难。心包积液迅速积聚，可致心脏压塞伴急性血流动力学障碍，表现为呼吸困难、面色苍白、大汗淋漓、心动过速、低血压和颈静脉怒张等。

分化综合征是维甲酸或亚砷酸治疗急性早幼粒细胞白血病患者出现的一种致命性并发症，通常在开始治疗两周内达到高峰，主要表现为发热、水肿、呼吸窘迫、胸腔积液、心包积液、低血压、急性肾衰竭甚至死亡。

（二）诊断及鉴别诊断

1.心包炎

肿瘤患者心包炎诊断与非肿瘤患者的诊断原则相同，但症状可能不典型。心电图表现多为广泛ST段弓背向下抬高、PR段压低和窦性心动过速。TTE有助于监测心包积液变化和对药物治疗的反应。CMR可提供形态学及血流动力学信息，尤其在怀疑心肌受累时建议使用。CT在检测心包钙化和心包积液方面比胸部X线检查更敏感。血清炎症标志物（如C反应蛋白和血沉）和心肌损伤标志物也可用于心包炎病情评估和治疗监测。

肿瘤治疗引起的心包炎需与肿瘤进展（局部浸润、转移或纵隔淋巴回流受阻）和非肿瘤相关原因如感染等所致的心包炎相鉴别，特别是免疫功能低下的患者。此外，缩窄性心包炎需与限制性心肌病相鉴别。

2.心包积液

心包积液主要通过 TTE 确诊并进行监测评估。根据心包积液量可分为少量（仅分布于后壁、下壁，宽度小于 10 mm）、中量（心脏四周均可见，宽度 10~20 mm）和大量（心脏四周均可见，宽度大于 20 mm，有心脏摆动征）。出现心包积液时，心电图可出现低电压和电交替等典型表现。心包积液量大于 300 ml 时，胸部 X 线片可显示心影向两侧扩大，呈普大或球形。诊断性心包穿刺并行心包液分析，如细胞学、肿瘤生物标志物、细菌培养及生化检测等，可明确心包积液性质及病因和进一步优化治疗方案。

肿瘤相关心包积液首先需与化脓性心包积液、结核性心包积液、全身炎症性疾病所致心包积液相鉴别，还需鉴别是恶性肿瘤还是抗肿瘤治疗所致。恶性心包积液常在首次发现时已经是中至大量，结合心包液细胞分析发现恶性肿瘤细胞阳性有助诊断。在肿瘤治疗导致心包积液中，应重视与分化综合征鉴别。

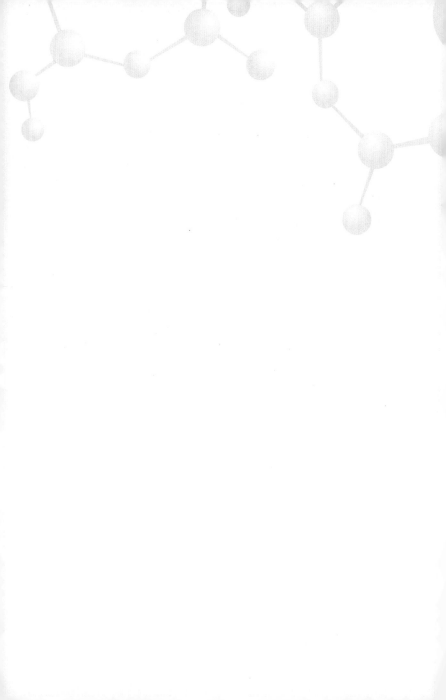

# 第四章

# 肿瘤治疗相关心血管损伤风险评估、监测及预防

## 一、肿瘤治疗相关心血管损伤风险的基线评估和监测原则

肿瘤治疗前进行基线心血管损伤风险评估是预防肿瘤治疗相关心血管毒性（cancer therapy-related-cardiovascular toxicity，CTR-CVT）的必要措施。识别高危患者，合理主动监测，优化肿瘤治疗方案，适时启动心脏保护治疗，能够避免不必要的肿瘤治疗中断，实现肿瘤和心血管损伤整合管理的最佳结局。为更好体现指南的实践指导意义，本指南将风险评估、监测、预防和整合管理相关推荐意见从强至弱分为"推荐""建议"和"考虑"三个级别。

推荐所有患者接受心血管危险因素（高血压、糖尿病、吸烟、血脂异常、肥胖等）的筛查与评估。推荐采用多学科协作整合医学（multiple discipline team to holistic integrative management，MDT to HIM）模式评估心血管疾病患者实施肿瘤治疗的可行性并进行优化管理。CTR-CVT风险随抗肿瘤治疗方法调整呈动态变化。推荐根据患者年龄、性别、伴随心血管危险因素、基础心血管疾病、既往肿瘤治疗史、相关检查结果及拟采用的肿瘤治疗方案，对肿瘤患者进行基线CTR-CVT风险评

估，区分为高危和非高危两类，并根据其危险分层制定个体化的主动监测方案。

## 二、肿瘤治疗相关心血管损伤预防的基本原则

一级预防旨在避免或最大限度地降低无心血管疾病患者出现CTR-CVT。推荐所有肿瘤患者戒烟酒、健康饮食并适当运动，根据相关指南控制血压、血糖、血脂和体重等危险因素。肿瘤患者的治疗常需多种药物联用，应注意药物间的相互作用并监测药物副作用，尽量避免同时使用影响抗肿瘤药物代谢的其他药物。预防和纠正内环境紊乱，减少心律失常的发生。

二级预防是对合并心血管疾病或曾发生CTR-CVT患者进行干预，避免心血管疾病恶化及肿瘤治疗中断，使患者完成有效抗肿瘤治疗。推荐对合并心血管疾病或CTR-CVT患者采取以下措施：①在肿瘤治疗前（尽量不拖延肿瘤治疗）、治疗期间和治疗结束后根据相关指南对心血管疾病进行规范管理，并按本指南进行合理主动监测；②预防性应用降低心血管损伤风险的药物；③选择合理的抗肿瘤治疗方案。

急性心血管疾病应暂缓肿瘤治疗，待病情稳定后组织MDT to HIM讨论下一步治疗方案。除急性心血管疾

病外，不应将心血管疾病视为肿瘤治疗的禁忌证或随意更改一线抗肿瘤治疗方案。

## 三、肿瘤非手术治疗相关心血管损伤风险评估、监测和预防

### （一）化学治疗

#### 1.蒽环类药物

蒽环类药物CTR-CVT通常呈剂量依赖性，但无绝对安全剂量，单次用药也可引起，主要表现为CTRCD。但发生时间、严重程度及进展过程在不同个体间差异很大，受年龄、性别、遗传因素、药物累积剂量、联合抗肿瘤治疗和心血管危险因素及基础心血管疾病等多种因素影响。早期发现和干预可减轻或逆转蒽环类药物CTRCD，如发展至临床心衰阶段多已不可逆。

具有大于或等于1项主要危险因素或同时存在多种次要危险因素合计评分大于或等于5分为蒽环类药物CTR-CVT高危人群（表9）。

## 表9　蒽环类药物CTR-CVT危险因素

| 类型 | 危险因素 |
|---|---|
| 主要因素 | • 年龄≥80岁<br>• 既往心肌梗死、心肌病、心衰或CTRCD史<br>• 稳定型心绞痛<br>• 严重的心脏瓣膜病<br>• 既往蒽环类药物化疗史<br>• 既往左胸或纵隔放疗史<br>• 计划接受高剂量蒽环类药物化疗（多柔比星≥400 mg/m², 或表柔比星≥600 mg/m²）<br>• 计划接受蒽环类药物化疗联合左胸或纵隔放疗<br>• 基线LVEF < 50% |
| 次要因素 | 以下因素每项2分：<br>• 年龄65~79岁<br>• 基线LVEF 50%~54%<br><br>以下因素每项1分：<br>• 高血压<br>• 糖尿病<br>• 慢性肾脏病<br>• 肥胖<br>• 当前吸烟或长期大量吸烟史<br>• 既往非蒽环类药物化疗史<br>• 基线cTn水平升高<br>• 基线利钠肽（BNP或NT-proBNP）水平升高 |

*高血压：诊室血压SBP大于140 mmHg和/或DBP大于90 mmHg和/或正在接受降压治疗；糖尿病：糖化血红蛋白A1c（glycated hemoglobin A1c，HbA1c）大于或等于6.5%和/或正在接受降糖治疗；肥胖：身体质量指数（BMI）大于或等于28 kg/m²；慢性肾脏病：肾小球滤过率估计值eGFR小于60 ml/min/1.73 m²。

推荐所有接受蒽环类药物化疗的肿瘤患者进行基线心电图、TTE检查和cTn、利钠肽（BNP或NT-proBNP）水平检测。推荐使用双平面Simpson法测量LVEF。为及时发现早期CTRCD，推荐TTE检查时要尽可能同时测量GLS。

推荐CTR-CVT高危患者在蒽环类药物化疗每两个周期进行一次TTE检查，并在治疗结束后第3个月和第12个月复查；推荐CTR-CVT非高危患者在蒽环类药物化疗结束后第12个月复查TTE；治疗期间CTR-CVT非高危患者如多柔比星累积使用剂量大于或等于250 mg/m²（或其他蒽环类药物达等效剂量）时，也建议行TTE检查。

推荐CTR-CVT高危患者在蒽环类药物化疗每个周期前和化疗结束后第3个月和第12个月监测cTn和利钠肽。考虑CTR-CVT非高危患者在蒽环类药物治疗期间每两个周期监测一次cTn和利钠肽，并在治疗结束后第3个月再次监测。建议CTR-CVT非高危患者多柔比星累积使用剂量大于或等于250 mg/m²（或其他蒽环类药物达等效剂量）时，每两个周期监测一次cTn和利钠肽，并在治疗结束后第3个月再次监测。

蒽环类药物CTR-CVT高危患者预防CTRCD发生的措施包括以下几种。

（1）限制累积剂量、优化给药方式。

建议尽量限制终身累积剂量（多柔比星小于360 mg/m²，柔红霉素小于800 mg/m²；表柔比星小于720 mg/m²，伊达比星小于150 mg/m²，米托蒽醌小于160 mg/m²）。考虑采用持续给药方式（48~96 h）以降低血浆药物峰值浓度，从而降低CTRCD风险。

（2）选择脂质体剂型。

脂质体多柔比星较传统多柔比星显著降低心脏毒性风险且不影响抗肿瘤治疗效果。推荐CTR-CVT高危患者首次化疗即选择脂质体多柔比星。对于后续需要序贯抗HER2单克隆抗体治疗的患者，前置方案如选择脂质体多柔比星，较传统多柔比星方案可全程降低心脏毒性，并提高后续使用抗HER2单克隆抗体治疗的安全性。非脂质体蒽环类药物治疗过程中出现左心功能不全的患者，如确需继续使用蒽环类药物，推荐在接受基于指南指导的心衰药物治疗（guideline-directed medical therapy，GDMT）的基础上改用脂质体剂型。

（3）心脏保护药物。

右雷佐生（dexrazoxane，DEX，曾用名"右丙亚胺"）能有效降低蒽环类药物心脏毒性。推荐所有成年肿瘤患者使用多柔比星累积剂量达300 mg/m² 或表柔比星达540 mg/m² 并需继续使用此类药物时开始应用DEX以降低CTRCD风险。首次蒽环类药物化疗前CTR-CVT风险评估为高危的患者，考虑在CTR-CVT高危患者蒽环类药物（非脂质体剂型）首次及此后每个周期化疗前给予DEX（剂量比例：DEX/多柔比星=10/1；例如每50 mg/m² 多柔比星给予500 mg/m² DEX）。不推荐在脂质体剂型蒽环类药物治疗前常规预防性给予DEX。

血管紧张素转化酶抑制剂（angiotensin-converting enzyme inhibitor，ACEI）/血管紧张素Ⅱ受体阻滞剂（angiotensin Ⅱ receptor blocker，ARB）和β受体阻滞剂：能够预防蒽环类药物和HER2靶向治疗引起的LVEF下降，但对预防心衰或其他临床结局作用不显著。建议给予CTR-CVT高危的成年患者ACEI/ARB、β受体阻滞剂作为一级预防。新近研究显示，血管紧张素受体脑啡肽酶抑制剂（angiotensin receptor neprilysin inhibitor，AR-NI）沙库巴曲缬沙坦能够减轻多柔比星心脏毒性，改善心脏功能，也可考虑给予CTR-CVT高危患者ARNI作为一级预防。

他汀类药物可以降低蒽环类药物心脏毒性，对于蒽环类药物治疗前CTR-CVT高危的成年患者，可考虑给予他汀类药物作为一级预防。

一项小样本回顾性研究显示，钠-葡萄糖协同转运体-2（sodium-glucose cotransporter-2，SGLT-2）抑制剂对接受蒽环类治疗的恶性肿瘤合并糖尿病患者具有心脏保护作用。考虑给予合并糖尿病的CTR-CVT高危患者SGLT-2抑制剂作为一级预防。

（4）基线心功能不全拟接受蒽环类药物治疗患者的评估、监测及管理

推荐所有LVEF小于50%（无论是否存在心衰症状）和射血分数保留心衰（heart failure with preserved ejection fraction，HFpEF）患者接受心衰GDMT。推荐对治疗后LVEF恢复至大于或等于40%且无心衰症状体征的患者在心衰GDMT基础上选择脂质体剂型蒽环类药物，也可考虑对此类患者选择蒽环类药物（非脂质体）化疗每个周期前给予DEX预处理。推荐对治疗后LVEF仍小于40%或仍存在心衰症状体征的患者通过MDT to HIM讨论蒽环

类药物化疗的风险/获益比和是否有可选的非蒽环类方案。对于蒽环类药物化疗获益大于风险的患者，推荐在心衰GDMT基础上选择脂质体剂型蒽环类药物，也可考虑每个周期蒽环类药物（非脂质体）化疗前给予DEX预处理。

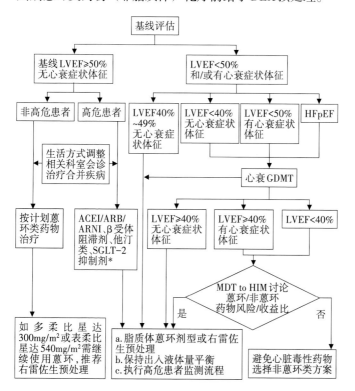

GDMT：指南指导的药物治疗。

*建议糖尿病患者选用SGLT-2抑制剂。

图1　拟接受蒽环类药物患者评估、监测及管理流程

### 2.氟尿嘧啶类药物

氟尿嘧啶类药物如5-氟尿嘧啶及卡培他滨可致心绞痛、心肌梗死、Takotsubo综合征、心肌炎和心律失常等。联合放疗、多药联合治疗、合并肾功能不全、存在心血管疾病危险因素、合并冠心病等心血管疾病都会增强氟尿嘧啶类的心脏毒性。氟尿嘧啶类相关心血管毒性常发生在第一个给药周期，尤其见于给药后72小时内，通常可逆。

推荐在启动氟尿嘧啶类药物治疗前进行基线心血管风险评估，包括血压、血脂、糖化血红蛋A1c（glycated hemoglobin A1c，HbA1c）和心电图并基于China-PAR模型行10年动脉粥样硬化性心血管疾病（atherosclerotic cardiovascular disease，ASCVD）风险评估等。积极控制高脂血症、高血压、糖尿病和吸烟等危险因素。10年ASCVD风险大于或等于10%为氟尿嘧啶类药物CTR-CVT高危人群。对既往存在症状性心血管疾病患者，建议行基线TTE检查以确认是否存在左心功能不全或局部室壁运动异常的情况。心电图提示缺血性ST-T改变或基线cTn水平异常升高的患者，建议使用冠脉CTA或其他缺血评估技术评估冠脉病变。

未接受血运重建的严重冠心病患者如需接受氟尿嘧啶类药物治疗，建议使用雷替曲塞替代氟尿嘧啶。曾出现氟尿嘧啶类CTR-CVT的患者，不建议再次接受氟尿嘧啶类药物治疗。对于必须应用氟尿嘧啶类药物患者，推荐由MDT to HIM讨论其风险/获益比并优化肿瘤治疗方案，如减少5-氟尿嘧啶剂量或换用卡培他滨。

（二）靶向治疗

1.抗HER2靶向药物

单克隆抗HER2靶向药物相关CTRCD发生风险可达15%~20%，常无症状，严重者可出现明显心衰表现，在停止单克隆抗HER2靶向药物治疗后心功能多数可恢复。曲妥珠单抗与帕妥珠单抗联合使用不额外增加CTRCD风险。小分子TKIs类抗HER2靶向药物致CTRCD风险相对较低。

具有大于或等于1项主要危险因素或同时存在多种次要危险因素合计评分大于或等于5分为抗HER2靶向药物CTR-CVT高危人群（表10）。

表10　抗HER2靶向药物CTR-CVT危险因素

| 类型 | 危险因素 |
|---|---|
| 主要因素 | •年龄≥80岁<br>•既往心肌梗死、心肌病、心衰或CTRCD史<br>•稳定型心绞痛<br>•严重的心脏瓣膜病<br>•既往发生过曲妥珠单抗治疗相关心血管毒性反应<br>•基线LVEF＜50% |
| 次要因素 | 以下因素每项2分：<br>•年龄65~79岁<br>•既往心律失常（房颤、房扑、室速或室颤）病史<br>•既往蒽环类药物化疗史<br>•既往左胸或纵隔放疗史<br>•基线LVEF 50%~54%<br>•基线cTn水平升高<br>•基线利钠肽（BNP或NT-proBNP）水平升高 |
| | 以下因素每项1分：<br>•高血压<br>•糖尿病<br>•慢性肾脏病<br>•肥胖<br>•当前吸烟或长期大量吸烟史<br>•计划蒽环类药物化疗序贯曲妥珠单抗治疗 |

高血压：诊室血压SBP大于140 mmHg和/或DBP大于90 mmHg和/或正在接受降压治疗；糖尿病：HbA1c大于或等于6.5%和/或正在接受降糖治疗；慢性肾脏病：肾小球滤过率估计值eGFR小于60 ml/min/1.73 m²；肥胖：身体质量指数（BMI）大于等于28 kg/m²。

推荐所有患者在接受抗HER2靶向药物治疗前均行基线心动图、TTE、cTn和利钠肽（BNP或NT-proBNP）

检测。

推荐接受单克隆抗体抗 HER2 靶向药物治疗患者，治疗期间每 3 个月进行一次 TTE 检查并在治疗结束后第 12 个月时复查。CTR-CVT 非高危的 HER2 阳性早期乳腺癌患者如经过 3 个月抗 HER2 靶向药物治疗后未出现心衰症状且 TTE 评估心功能仍正常，可考虑将 TTE 监测频率减少至每 4 个月一次；CTR-CVT 非高危的 HER2 阳性转移性乳腺癌患者治疗第一年每 3 个月进行一次 TTE 检查，如在第一年内未出现心衰症状且 TTE 评估心功能仍正常，后续治疗期间可考虑将 TTE 监测频率减少至每 6 个月一次。抗 HER2 靶向药物治疗过程中患者如出现心衰症状或心衰加重时应及时组织 MDT to HIM 会诊。

定期监测利钠肽和 cTn 可能有助于早期识别高风险患者和预测 CTRCD。建议 CTR-CVT 高危的 HER2 阳性早期乳腺癌患者在治疗期间每 2~3 个周期内，并在治疗结束后第 3 个月和第 12 个月监测利钠肽和 cTn；CTR-CVT 非高危的 HER2 早期乳腺癌患者治疗期间可考虑每 3 个月进行一次利钠肽和 cTn 监测，并在治疗结束后第 12 个月复查。如监测发现利钠肽和 cTn 水平较前明显升高，建议复查 TTE 并进行心功能评估。

中断抗HER2靶向药物治疗会严重影响HER2阳性乳腺癌患者预后，应尽量避免有适应证患者因顾虑心血管毒性而延迟或停用抗HER2靶向药物治疗。抗HER2靶向药物（尤其是曲妥珠单抗）和蒽环类药物联用显著增加心衰发生风险，因此，当HER2阳性乳腺癌需蒽环类药物治疗时，推荐蒽环类药物序贯应用曲妥珠单抗，并延长蒽环类药物和曲妥珠单抗治疗的时间间隔，建议密切监测心脏功能，并在蒽环类药物化疗后、曲妥珠单抗治疗前进行利钠肽和cTn检测。

研究显示，ACEI/ARB、β受体阻滞剂和他汀类药物可预防曲妥珠单抗引起的CTR-CVT。建议曲妥珠单抗治疗前给予CTR-CVT高危成年患者ACEI/ARB、β受体阻滞剂和他汀类药物作为一级预防。

基线LVEF小于50%的患者是抗HER2靶向药物治疗的CTR-CVT高危患者，应根据LVEF水平及症状进行管理。推荐LVEF小于50%（无论是否有心衰症状）和HFpEF患者首先接受心衰GDMT。

SAFE-HEaRt研究纳入基线LVEF为40%~49%且无心衰症状的I~IV期乳腺癌患者，分别接受曲妥珠单抗、帕妥珠单抗或TDM-1治疗，连续观察48周，发现90%的患者能够完成抗HER2靶向药物治疗计划。因此，建议基线LVEF 40%~49%的无心衰症状体征患者在心衰GD-MT治疗基础上接受单克隆抗体抗HER2靶向药物治疗。

经治疗后LVEF大于或等于40%且无心衰症状体征患者，可考虑使用单克隆抗体抗HER2靶向药物治疗；经心衰GDMT后如LVEF仍小于40%或仍存在心衰症状，推荐MDT to HIM讨论风险/获益比后决策。

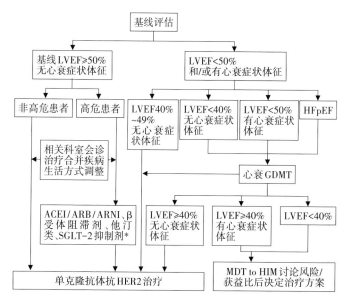

GDMT：指南指导的药物治疗。
HFpEF：射血分数保留心衰。
*建议糖尿病患者选用SGLT-2抑制剂。
图2 拟接受抗HER2靶向药物治疗患者评估、监测及管理

## 2.VEGF/VEGFR 抑制剂

VEGF/VEGFR 抑制剂可致高血压、动脉血栓栓塞性疾病、心功能不全和 QT 间期延长等。高血压是 VEGF/VEGFR 抑制剂治疗的类效应，可在治疗后数小时或数天内发生，呈剂量依赖性，停药后多可逆转。动脉血栓栓塞疾病与 VEGF/VEGFR 抑制剂不存在剂量效应关系。VEGF/VEGFR 抑制剂导致的心功能不全通常是可逆的。

具有大于或等于1项主要危险因素或同时存在多种次要危险因素合计评分大于或等于5分为 VEGF/VEGFR 抑制剂 CTR-CVT 高危人群（表11）。

**表11　VEGF/VEGFR 抑制剂 CTR-CVT 危险因素**

| 类型 | 危险因素 |
|---|---|
| 主要因素 | •年龄≥75岁<br>•高血压<br>•既往心肌病、心衰或 CTRCD 史<br>•既往动脉疾病（冠心病、TIA、脑卒中和外周血管病）史<br>•既往 VTE（深静脉血栓形成或肺栓塞）史<br>•既往蒽环类药物化疗史<br>•QTc ≥480 ms<br>•基线 LVEF＜50% |
| 次要因素 | 以下因素每项2分：<br>•既往心律失常（房颤、房扑、室速或室颤）病史<br>•450≤QTc＜480 ms（男性）或460≤QTc＜480 ms（女性）<br>•基线 LVEF 50%~54% |

| 类型 | 危险因素 |
| --- | --- |
| | 以下因素每项1分：<br>• 年龄65~74岁<br>• 糖尿病<br>• 高脂血症<br>• 慢性肾脏病<br>• 蛋白尿<br>• 当前吸烟或长期大量吸烟史<br>• 肥胖<br>• 既往左胸或纵隔放疗史<br>• 基线cTn水平升高<br>• 基线利钠肽（BNP或NT-proBNP）水平升高 |

高血压：诊室血压SBP大于140 mmHg和/或DBP大于90 mmHg或正在接受降压治疗；糖尿病：HbA1c大于或等于6.5%和/或正在接受降糖治疗；慢性肾脏病：肾小球滤过率估计值eGFR小于60 ml/min/1.73 m²；肥胖：身体质量指数（BMI）大于等于28 kg/m²。

推荐所有患者进行心血管危险因素筛查并详细询问患者的心血管疾病、肿瘤及治疗史。对于高血压患者，除血压控制水平和治疗方案外，还应关注引起血压升高的继发原因。

推荐所有拟接受VEGF/VEGFR抑制剂治疗的肿瘤患者进行基线血压、心电图（包括QTc测量）、TTE和cTn及利钠肽（BNP或NT-proBNP）检查，以发现潜在的心血管疾病。在VEGF/VEGFR抑制剂治疗前，应使高血压患者的血压得到良好控制（通常小于140/90 mmHg，合并糖尿病、慢性肾脏病或脑卒中患者依据相关指南降压目标可更低）。存在左室功能受损患者在开始VEGF/VEGFR抑制剂治疗前应请心脏科医生会诊，给予心衰GDMT。

推荐所有接受VEGF/VEGFR抑制剂治疗的患者在第一个治疗周期及增加剂量后每周进行家庭血压监测，此后每2~3周监测一次。停止VEGF/VEGFR抑制剂治疗时，需预先考虑到血压下降，应相应减少和/或暂时中断降压治疗。接受VEGF/VEGFR抑制剂治疗的肿瘤患者应定期评估心衰的症状和体征，CTR-CVT高危患者在治疗第一年内每3个月复查一次TTE和利钠肽（BNP或NT-proB-NP）水平，在第一年每3~6个月检查一次TTE和利钠肽（BNP或NT-proBNP）水平，此后每6~12个月复查一次。QT间期延长风险高的肿瘤患者，推荐在VEGF/VEGFR抑制剂治疗最初3个月每月进行一次QTc监测，如未见QT间期延长，其后可每3~6个月一次；在增加剂量、加用其他可延长QT间期药物或伴电解质紊乱时建议监测QT间期。

3.EGFR抑制剂

第三代EGFR-TKIs（如奥希替尼）与房颤、QT间期延长、VTE 和心功能不全发生风险增加有关。此类药物引起的心功能不全常表现为无症状性 LVEF 降低，存在心血管危险因素时心功能不全发生率显著增加。

推荐对应用 EGFR-TKIs 患者行基线心血管风险评估，包括体格检查、血压、心电图、血脂和 HbA1c 等。建议存在心血管危险因素的患者在使用 EGFR-TKIs 治疗前进行基线 TTE 检查，并在治疗期间每 3 个月进行一次 TTE 评估。在治疗期间出现心脏症状或体征的患者也应进行包括 TTE 在内的心脏监测。除出现症状性 CTRCD 外，很少需要对 EGFR-TKIs 进行剂量调整或停药；EGFR-TKIs 治疗过程中出现症状性 CTRCD 时可改用第一代 EGFR-TKIs。治疗全程应密切监测血清镁离子水平，及时发现低镁血症并干预，以减少 QT 间期延长风险。

4.BRAF 抑制剂和 MEK 抑制剂

BRAF 抑制剂和 MEK 抑制剂可导致高血压、心功能不全、房性心律失常和 QT 间期延长等，两者联用时 CTR-CVT 风险更高。荟萃分析结果显示，BRAF 抑制剂和 MEK 抑制剂联合使用时高血压、LVEF 下降和肺栓塞发生率分别为 19.5%、8.1% 和 2.2%，是 BRAF 抑制剂单药治疗时的 1.49、3.72 和 4.36 倍。与 BRAF 抑制剂和 MEK 抑制剂相关的最常见的心律失常是房颤，发生率为1%~4%。维莫非尼和Cobimetinib联用时还可导致QT间期延长。

具有大于或等于1项主要危险因素或同时存在多种次要危险因素合计评分大于或等于5分为BRAF抑制剂联合MEK抑制剂CTR-CVT高危人群（表12）。

表12　BRAF抑制剂联合MEK抑制剂CTR-CVT危险因素

| 类型 | 危险因素 |
|------|----------|
| 主要因素 | • 既往心肌梗死、心肌病、心衰或CTRCD史<br>• 稳定型心绞痛<br>• 严重的心脏瓣膜病<br>• 既往蒽环类药物化疗史 |
| 次要因素 | 以下因素每项2分：<br>• 高血压<br>• 既往左胸或纵隔放疗史<br>• 基线LVEF 50%~54%<br>• 基线cTn水平升高<br>• 基线利钠肽（BNP或NT-proBNP）水平升高 |
| | 以下因素每项1分：<br>• 年龄≥65岁<br>• 糖尿病<br>• 慢性肾脏病<br>• 肥胖<br>• 当前吸烟或长期大量吸烟史<br>• 既往心律失常（房颤、房扑、室速或室颤）病史 |

高血压：诊室血压SBP大于140 mmHg和/或DBP大于90 mmHg和/或正在接受降压治疗；糖尿病：HbA1c大于或等于6.5%和/或正在接受降糖治疗；慢性肾脏病：肾小球滤过估计值eGFR小于60 ml/min/1.73 m²；肥胖：身体质量指数（BMI）大于或等于28 kg/m²。

推荐所有接受BRAF抑制剂和MEK抑制剂治疗患者行基线心血管检查和评估，包括血压测量、心电图、TTE、cTn和利钠肽（BNP或NT-proBNP）等。推荐治疗期间每个治疗周期测量血压，并在最初3个月每周至少监测一次，如血压控制良好改为每月监测一次。当血压超过140/90 mmHg时，应开始降压治疗，血压控制基本目标为小于140/90 mmHg。如果经过优化降压治疗后血压仍无法达标，建议减少MEK抑制剂的剂量。对接受维莫非尼和Cobimetinib联合治疗的肿瘤患者，建议初始治疗2周、4周及其后每3个月检查一次心电图，每次剂量增加后2周也应复查心电图。推荐CTR-CVT高危患者在整个治疗期间每3~4个月复查一次TTE。

5.CDK4/6抑制剂

CDK4/6抑制剂中瑞波西利导致QT间期延长风险最高，且呈剂量依赖性，通常发生在启动治疗后4周内，停药后可恢复。推荐在应用瑞波西利前进行基线心电图检查，并在第一个周期的第14天、第二个周期之前和增加剂量及出现临床症状时复查心电图进行QTc监测。对已经存在QT间期延长或QT间期延长高风险者，建议通过多学科团队讨论瑞波西利应用的风险和获益。应避免瑞波西利与延长 QT 间期的药物和/或强 CYP3A 抑制剂联用。瑞波西利与他莫昔芬联合使用时较瑞波西利单药治疗显著增加 QT 间期延长风险，通常不建议两者联用。使用帕博西尼和阿贝西利患者如基线 QT 间期延长（男性 QTcF大于 450 ms，女性 QTcF大于 460 ms）或伴有其他可能延长 QT 间期情况，也建议监测 QT 间期。

6.ALK 抑制剂

ALK 抑制剂治疗可致窦性心动过缓、房室阻滞、QT 间期延长、高血压、血糖升高和血脂异常等。推荐在 ALK 抑制剂（尤其是克唑替尼）治疗前进行包括血压测量、心电图、TTE、cTn 和利钠肽（BNP 或 NT-proBNP）等基线心血管检查和评估，并在治疗后 4 周及其后每 3~6 个月复查心电图。建议接受布格替尼、克唑替尼或洛拉替尼等 ALK 抑制剂治疗过程中进行家庭血压监测。建议应用洛拉替尼治疗者每 3~6 个月检测一次血脂水平；若患者年龄（男性大于或等于 55 岁；女性大于或等于 65 岁）和/或为 ASCVD 高危或极高危患者，使用他汀类或他汀联合降脂药物治疗后，监测频率需增加至每 1~3 个月一次；如血脂异常应进行相应处理。避免洛拉替尼与中强效 CYP3A 诱导剂、强效 CYP3A 抑制剂、CYP3A

底物和 P-糖蛋白底物同时使用。

7.BTK 抑制剂

伊布替尼会增加高血压、房颤和心衰风险，还可引起QT间期不延长的室性心律失常。泽布替尼和Acalabrutinib等具较强BTK选择性，引起症状性心血管事件发生风险较低。

推荐所有拟接受BTK抑制剂治疗的肿瘤患者在治疗前详细评估心血管病史及危险因素，并进行心电图检查和血压测量，心血管疾病风险高或已确诊心血管疾病者还应进行TTE检查。经心血管医师评估存在潜在恶性或恶性室性心律失常和心脏骤停病史、严重且无法控制的高血压、急性发作或严重心衰（LVEF小于30%）的患者应尽量避免使用BTK抑制剂，尤其是伊布替尼。

既往房颤病史但无其他心血管危险因素患者多可耐受BTK抑制剂治疗。伴有房颤患者在接受BTK抑制剂治疗前应经多学科会诊进行基线心血管风险评估并优化房颤管理。拟行BTK抑制剂治疗的慢性淋巴细胞性白血病患者可考虑采用梅奥房颤积分（AF score）预测房颤发生风险。AF Score评分大于或等于3分的患者推荐使用新型BTK抑制剂如泽布替尼或Acalabrutinib或BCL-2抑制剂治疗。

表13 慢性淋巴细胞性白血病患者房颤风险评分工具——AF Score

| 危险因素 | 评分 |
|---|---|
| 年龄≥65岁 | 1分 |
| 男性 | 1分 |
| 中到重度的心脏瓣膜病 | 2分 |
| 其他心脏疾病 | 3分 |
| 甲状腺功能低下或亢进 | 2分 |
| 慢性肺部疾病 | 1分 |
| 2型糖尿病 | 1分 |
| ≥3级感染（CTCAE分级标准） | 1分 |

AF score基于上述因素确定了4个风险组：0分、1~2分、3~4分和大于或等于5分，其2年房颤风险分别为0、5%、17%和40%。

　　建议接受BTK抑制剂治疗患者每次就诊时测量血压，并在治疗前3个月每周测量一次血压，此后每月测量一次。BTK抑制剂治疗期间推荐每次就诊时通过心电图或动态心电图监测有无房颤发生。推荐治疗期间出现新发房颤患者行TTE检查，并通过多学科会诊权衡房颤管理策略和继续BTK抑制剂治疗的获益，平衡患者出血与卒中风险。建议伊布替尼治疗过程中反复出现房颤的患者换用新型BTK抑制剂。

　　对于既往有室性心律失常病史、心脏骤停相关结构性心脏病、遗传性心律失常疾病（如长QT综合征、Brugada综合征等）或遗传性心肌病家族史者，应MDT to HIM讨论权衡BTK抑制剂治疗的风险/获益比以及替代治疗的可行性。

8.BCR-ABL抑制剂

达沙替尼可致肺动脉高压、心衰、胸腔积液和心包积液等，而尼洛替尼和Ponatinib可引起高血压、心脑血管异常和外周动脉闭塞等。尼洛替尼还可诱导QT间期延长。年龄大于65岁糖尿病、高血压、冠心病病史患者心血管不良事件发生风险明显增加。

具有大于或等于1项主要危险因素或同时存在多种次要危险因素合计评分大于或等于5分为BCR-ABL抑制剂CTR-CVT高危人群（表14）。

表14　BCR-ABL抑制剂CTR-CVT危险因素

| 类型 | 危险因素 |
|------|---------|
| 主要因素 | • 年龄≥75岁<br>• 当前吸烟或长期大量吸烟史<br>• 既往心肌病、心衰或CTRCD史<br>• 既往动脉疾病（冠心病、TIA、脑卒中和外周血管病）史<br>• 既往TKIs治疗相关动脉血栓栓塞史<br>• 既往肺动脉高压史<br>• 踝肱指数（ABI）≤0.9<br>• 基线LVEF < 50%<br>• QTc≥480 ms<br>• 心血管10年风险 > 10% |

| 类型 | 危险因素 |
|---|---|
| 次要因素 | 以下因素每项2分：<br>•年龄65~74岁<br>•高血压<br>•既往VTE（深静脉血栓形成或肺栓塞）史<br>•既往心律失常（房颤、房扑、室速或室颤）病史<br>•450≤QTc＜480 ms（男性）或460≤QTc＜480 ms（女性） |
| | 以下因素每项1分：<br>•年龄≥60岁<br>•糖尿病<br>•高脂血症<br>•慢性肾脏病<br>•肥胖 |

高血压：诊室血压SBP大于140 mmHg和/或DBP大于90 mmHg和/或正在接受降压治疗；糖尿病：HbA1c大于或等于6.5%和/或正在接受降糖治疗；慢性肾脏病：肾小球滤过率估计值eGFR小于60 ml/min/1.73 m²；肺动脉高压：静息下，TTE测量肺动脉收缩压大于30 mmHg；肥胖：身体质量指数（BMI）大于或等于28 kg/m²；心血管10年风险评估基于CHINA-PAR模型计算。

推荐在使用BCR-ABL抑制剂前进行包括体格检查、血压、血脂、HbA1c、利钠肽、心电图和TTE在内的基线心血管评估，并在治疗过程中定期重新评估。拟接受Ponatinib治疗患者的初始检查还应包括ABI、动脉粥样硬化斑块检测及血管内膜-中层厚度。

推荐接受BCR-ABL抑制剂治疗的患者在治疗第一年每3个月进行一次心血管评估，之后每6~12个月进行一次。建议接受尼洛替尼治疗的患者在治疗第2周、第4周及剂量增加后2周进行QT间期测量，并在治疗第一年中每3~6个月复查一次。建议达沙替尼或Ponatinib治疗的CTR-CVT高危患者第一年中每3个月进行一次TTE检查；需长期服用（大于12个月）服用者，可考虑每6~12个月进行一次TTE检查。达沙替尼治疗过程中一旦出现肺动脉高压，建议立即永久终止达沙替尼治疗。

长QT综合征患者应避免使用尼洛替尼，存在低钾血症、低镁血症患者在尼洛替尼治疗前必须纠正。推荐接受尼洛替尼治疗患者在治疗开始后7天及其后定期进行血钾、血镁及心电图监测。治疗期间发现$QTc^F$大于480 ms时应暂停尼洛替尼；如2周内$QTc^F$恢复至450 ms以内且在基线20 ms以内，可考虑原剂量重启治疗；如大于2周QT间期才恢复至450~480 ms，尼洛替尼应减量至400 mg/天。恢复用药7天后应当再次复查心电图以监测QT间期。应避免尼洛替尼与延长QT间期的其他药物、强效CYP3A4抑制剂联用。

9.蛋白酶体抑制剂

蛋白酶体抑制剂（proteasome inhibitor，PI）、免疫调节剂、单克隆抗体类和地塞米松等多种药物被联合用于多发性骨髓瘤治疗。联合药物治疗显著增加多发性骨髓瘤患者心血管不良事件风险。

具有大于或等于1项主要危险因素或同时存在多种次要危险因素合计评分大于或等于5分为多发性骨髓瘤患者PI和免疫调节剂CTR-CVT高危人群（表15）。

表15　多发性骨髓瘤患者蛋白酶体抑制剂和免疫调节剂CTR-CVT危险因素

| 类型 | 危险因素 |
| --- | --- |
| 主要因素 | • 年龄≥75岁<br>• 既往心脏淀粉样变、心肌病、心衰或CTRCD史<br>• 既往动脉疾病(冠心病、TIA、脑卒中和外周血管病)史<br>• 既往VTE(深静脉血栓形成或肺栓塞)或动脉血栓栓塞史<br>• 既往蒽环类药物化疗史<br>• 既往曾发生蛋白酶体抑制剂或免疫调节剂致心血管毒性<br>• 基线LVEF<50%<br>• 基线利钠肽(BNP或NT-proBNP)水平升高 |
| 次要因素 | 以下因素每项2分：<br>• 既往心律失常(房颤、房扑、室速或室颤)病史<br>• LVEF 50%~54%<br>• 基线cTn水平升高 |

| 类型 | 危险因素 |
|---|---|
| | 以下因素每项1分:<br>• 年龄65~74岁<br>• 高血压<br>• 糖尿病<br>• 高脂血症<br>• 慢性肾脏病<br>• 肥胖<br>• 当前吸烟或长期大量吸烟史<br>• 左室肥厚(左室壁厚度 > 1.2 cm)<br>• 易栓症家族史<br>• 既往左胸或纵隔放疗史<br>• 地塞米松用量 > 160 mg/月 |

高血压:SBP大于140 mmHg和/或DBP大于90 mmHg和/或正在接受降压治疗;糖尿病:HbA1c大于或等于6.5%和/或正在接受降糖治疗;慢性肾脏病:eGFR小于60 ml/min/1.73 $m^2$;肥胖:身体质量指数(BMI)大于或等于28 kg/$m^2$。

PI可致高血压、心衰、ACS、心律失常、肺动脉高压和VTE等。推荐所有拟采用PI治疗的多发性骨髓瘤患者进行基线心电图、TTE和利钠肽检测,建议可疑心脏淀粉样变性患者行CMR。

建议接受PI治疗的多发性骨髓瘤患者在每次访视时测量血压,并在治疗初始3个月内每周进行一次家庭血压监测,此后每月进行一次,治疗期间应将血压控制在

140/90 mmHg以下。心衰特别是HFpEF是心脏淀粉样变性的常见表现，也是PI治疗的常见不良反应之一，尤其多见于使用卡非佐米治疗时。接受卡非佐米治疗的CTR-CVT高危患者建议每3个周期进行一次TTE检查；非高危患者也可考虑每3个周期进行一次TTE监测。建议接受卡非佐米或硼替佐米治疗的患者在基线和前6个周期内每个周期检测利钠肽水平。对接受PI治疗的轻链心脏淀粉样变性患者，推荐每3~6个月进行一次TTE和利钠肽监测。

（三）免疫治疗

1.免疫检查点抑制剂

ICIs可引起免疫介导的全身多脏器毒性反应。心血管系统相关毒性反应主要包括心肌炎、心功能不全、心包疾病、ACS、Takotsubo综合征和心律失常等。不推荐用激素预防ICIs相关心血管不良反应，推荐对接受ICIs治疗的患者采取主动监测策略（图3）。

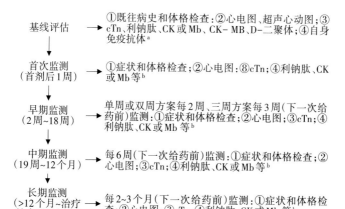

基线评估 → ①既往病史和体格检查；②心电图、超声心动图；③cTn、利钠肽、CK或Mb、CK-MB、D-二聚体；④自身免疫抗体a

首次监测（首剂后1周）→ ①症状和体格检查；②心电图；③cTn；④利钠肽、CK或Mb等b

早期监测（2周~18周）→ 单周或双周方案每2周、三周方案每3周（下一次给药前）监测：①症状和体格检查；②心电图；③cTn；④利钠肽、CK或Mb等b

中期监测（19周~12个月）→ 每6周（下一次给药前）监测：①症状和体格检查；②心电图；③cTn；④利钠肽、CK或Mb等b

长期监测（>12个月~治疗结束后6个月）→ 每2~3个月（下一次给药前）监测：①症状和体格检查；②心电图；③cTn；④利钠肽、CK或Mb等b

a.自身免疫抗体为可选项目。

b.利钠肽、CK、Mb等为可选或有指征时检测项目。

图3 ICIs治疗患者基线评估与监测流程

推荐所有接受ICIs治疗的患者在基线时进行心电图、TTE、cTn、利钠肽和D-二聚体检测等。建议所有接受ICIs治疗的患者在给予ICIs首剂后1周复查心电图和cTn等，此后分别在第2周至第18周、第19周至第12个月进行早期监测（单周或双周方案每2周一次，三周方案每3周一次）和中期监测（每6周一次），治疗12个月后每2~3个月监测一次直至治疗结束后6个月。在ICIs治疗过程中如出现新发心脏症状、心电图异常或心脏标志物变化，应由MDT to HIM讨论评估。根据诊断和分型采取不同的应对措施（见本指南第五章第三部分）。

2.CAR-T治疗和TIL治疗

接受嵌合抗原受体T细胞（chimeric antigen receptor T cell，CAR-T）治疗患者细胞因子释放综合征发生率可高达70%~90%，其相关心血管毒性主要包括心衰、心律失常、心包积液、Takotsubo综合征和心脏骤停等。推荐在CAR-T治疗前进行包括心电图、TTE和心脏标志物在内的基线检查。如存在异常，建议由MDT to HIM讨论干预措施和优化CAR-T治疗方案。细胞因子释放综合征常伴有低血压和休克，治疗过程中应密切监测血压；正在服用降压药物的患者应根据血压情况适时调整降压方案。早期扩容对细胞因子释放综合征相关低血压治疗十分重要，扩容效果欠佳时建议给予抗白介素-6治疗；如低血压持续存在，建议给予血管活性药物。对于持续性或反复发作低血压患者，建议进行床边TTE检查评估心脏功能。CAR-T治疗期间发现cTn升高时推荐再次行利钠肽、心电图和TTE检查。

肿瘤浸润淋巴细胞（tumor infiltrating lymphocyte，TIL）治疗已成为不可切除Ⅲ/Ⅳ期转移性黑色素瘤的有效治疗方案。TIL治疗前，患者的基线评估和心血管监测与 CAR-T 治疗推荐相同。

（四）内分泌治疗

1.乳腺癌内分泌治疗

芳香化酶抑制剂可增加肿瘤患者血脂异常、代谢综合征、高血压、心衰和心肌梗死风险。两项大型荟萃分析结果显示，芳香化酶抑制剂治疗时间越长，发生心血管损伤风险越高。因他莫昔芬显著增加 VTE 风险，不推荐用于高血栓风险患者。托瑞米芬和大剂量他莫昔芬可延长 QT 间期。接受芳香化酶抑制剂治疗的患者建议定期监测血脂和血压水平。

合并 ASCVD 的绝经后乳腺癌患者为内分泌治疗高危患者，建议选择对血脂影响较小的内分泌治疗药物，如他莫昔芬或依西美坦。

2.前列腺癌雄激素剥夺治疗

前列腺癌雄激素剥夺治疗（androgen deprivation therapy，ADT）所致的 CTR-CVT 主要包括高血压、冠心病和 CTRCD 等。荟萃分析结果显示，恩杂鲁胺和阿比特龙导致高血压发生率分别为 14% 和 21.9%。既往心血管疾病病史患者是 ADT 治疗相关心血管毒性高危人群。症状性冠心病患者如需行 ADT，建议选择 GnRH 拮抗剂。

对无心血管疾病患者，推荐基于China-PAR模型，行10年ASCVD风险评估，10年ASCVD风险大于或等于10%患者应视为CTR-CVT高危患者。ADT很少会引起严重QT间期延长，如基线QT间期延长，建议进行连续心电图监测并纠正可能导致QT间期延长的因素。阿比特龙可导致低钾血症，建议接受阿比特龙治疗患者定期监测血钾。ADT治疗期间，推荐每年进行一次心血管风险评估。

（五）放射治疗

放射治疗相关心血管损伤风险主要与心脏受到照射总剂量和总体积有关，其他危险因素还包括年龄、基线心血管疾病以及联合其他抗肿瘤治疗（尤其是蒽环类药物化疗）等。

推荐所有接受左胸或纵隔放疗患者进行基线心血管疾病危险因素筛查，建议既往合并心血管疾病患者在放疗前行基线TTE检查。建议所有患者在接受放疗后每年至少进行一次包括基线心血管危险因素和TTE在内的检查。

放疗相关心血管损伤的一级预防主要依赖于放疗技术的进步。现代放疗技术可使辐射剂量分布更为精准，在保证治疗靶区剂量覆盖的同时尽可能减少心血管系统辐照剂量，减少放疗相关的心脏损伤。

预防策略：①在确定不漏靶的前提下，优化放疗计划（射野入射角度、剂量及权重），最大程度杀灭肿瘤，最大限度保护肿瘤周围组织器官。②对左侧乳腺癌及左下肺癌等，通过使用呼吸门控技术、深吸气后屏气技术、调强放疗、质子调强放疗等技术，尽量减少辐射对心脏及亚结构的影响。

质子射束具有"布拉格峰"独特放射物理效应，可在实现治疗靶区剂量覆盖同时，大幅度降低周边正常组织辐射剂量。但对于毗邻心脏的肿瘤病灶（如中心型肺癌、纵隔淋巴瘤等），目前不能完全避免心脏辐照。对于CTR-CVT高危患者，建议肿瘤心脏病团队综合评估放疗获益和放射性心脏损伤风险，进行个体化决策；在放射治疗实施时，对这部分患者需要给予更严格的心脏剂量控制。

积极处理心血管疾病的危险因素，避免与其他具有心脏毒性抗肿瘤治疗的协同作用，对预防放疗相关心血管损伤非常重要。

（六）造血干细胞移植治疗

多种因素增加造血干细胞移植（hematopoietic stem cell transplantation，HSCT）治疗相关心血管毒性风险，包括 HSCT 类型（同种异体 HSCT 风险更高）、多种未控制的心血管危险因素、心血管疾病史和接受过其他心脏毒性抗肿瘤治疗等。

房颤是 HSCT 治疗后早期（小于 100 天）最常见心血管事件，部分患者还可出现心衰、高血压、低血压、心包积液或 VTE。晚期（大于 100 天）心血管毒性表现包括血脂异常、高血压、心衰、冠心病、传导障碍和心包积液等。

推荐 HSCT 治疗前对患者进行包括血压、血脂、HbA1c、心脏标志物、心电图和 TTE 等检查。HSCT 治疗过程中，如使用喹诺酮类药物、易引起低镁血症药物或其他可能导致 QT 间期延长药物，密切监测，确保 QTcF 小于 500 ms。推荐 CTR-CVT 高危患者在 HSCT 治疗后第 3 个月和第 12 个月进行一次 TTE 监测；对于不存在心血管危险因素的无症状成年患者，通常不需要进行连续 TTE 监测。

（七）其他治疗

环磷酰胺、异环磷酰胺和紫杉烷类（紫杉醇和多西他赛）可诱发 CTRCD。环磷酰胺相关心血管毒性主要见于 HSCT 前接受高剂量（大于 140 mg/kg）环磷酰胺者，通常发生在给药后数日内，停用环磷酰胺后轻度至中度CTRCD患者心功能在数周至数月内多可逆转。注射顺铂需要充分的水化可能诱发心衰，因此需保持出入液量平衡。含铂化疗方案（顺铂、卡铂、奥沙利铂）还可引起血管痉挛、心肌梗死、动静脉血栓栓塞等血管毒性反应，故对铂类化合物治疗过程中出现的胸痛需高度警惕。三氧化二砷可延长QT间期（发生率26%~93%），引起致命性室性心律失常，推荐三氧化二砷治疗前8周每周进行心电图监测并关注QTc变化，治疗过程中定期进行电解质监测，纠正可导致QT间期延长的其他原因。

## 四、肿瘤围手术期心血管风险评估和预防

手术治疗是恶性肿瘤治疗的主要手段之一，术前应综合考虑患者年龄、心血管危险因素、伴随疾病（尤其是心血管疾病）、肿瘤类型、手术策略和术前术后肿瘤治疗方案等对患者进行心血管风险评估。

对存在心血管危险因素和/或心血管疾病的肿瘤患者，术前建议行心电图和心脏生物学标志物（cTn和利钠肽）检测。对存已知心脏病、心电图或心脏生物学标志物异常的患者应考虑行TTE检查。接受过潜在心血管毒性药物（包括但不限于蒽环类药物和抗HER2靶向

药物）治疗的患者，应在术前进行左心室功能评估。

合并 ACS 的肿瘤患者在可行的情况下应优先考虑完成血运重建，并推迟任何非紧急的外科手术。肿瘤的手术时机取决于肿瘤切除的紧迫性和中断双联抗血小板治疗（dual antiplatelet therapy，DAPT）的合适时机。对于接受冠状动脉搭桥术（coronary artery bypass graft，CABG）的患者，非心脏手术的时间应至少推迟 4 至 6 周，以利于胸骨愈合。对于可疑冠心病患者，仅当评估结果预期可能改变围手术期干预措施时才有必要行进一步的缺血评估。

术前有房颤病史且临床稳定的患者，在围手术期除调整抗凝治疗外一般不需要进行额外评估和/或干预。除非出现血流动力学障碍或与严重的结构性心脏病或遗传性室性心律失常综合征有关。原有室性心律失常（室早、非持续性室速）通常不需要治疗，但围手术期新出现的持续性或非持续性室性心动过速建议由心内科进一步评估处理。

## 五、肿瘤患者静脉血栓栓塞评估和预防

推荐对所有抗肿瘤治疗患者进行血栓栓塞和出血风险评估，综合考虑合并疾病、药物相互作用、患者意愿

和依从性等制定个体化方案并做动态调整。推荐对高血栓栓塞风险且低出血风险的患者进行预防性抗凝，不适合预防性抗凝患者建议采用机械预防。

建议对 Khorana 评分大于或等于 2 分的门诊化疗患者选择预防剂量利伐沙班或阿哌沙班等进行预防性抗凝，疗程为启动化疗后大于或等于 6 个月，如风险持续存在可考虑延长抗凝时间。建议对非维生素 K 拮抗剂口服抗凝药（non-vitamin K antagonist oral anticoagulants，NOAC）与抗肿瘤药物存在明显相互作用或消化道肿瘤、泌尿系肿瘤患者选择低分子肝素进行预防性抗凝，如同时有肝素诱导的血小板减少症病史，建议选择磺达肝癸钠。

建议使用中国多发性骨髓瘤患者 VTE 风险分层系统进行 VTE 风险（表16）评估。VTE 风险分层及预防推荐：低于6分，不建议药物预防；低危组（6~8分），阿司匹林 100 mg/日；高危组（9~12 分），华法林（INR 2~3），预防剂量低分子肝素或预防剂量利伐沙班或阿哌沙班；极高危组（≥13 分），治疗剂量低分子肝素或治疗剂量利伐沙班或阿哌沙班。

内科住院肿瘤患者 VTE 风险评估工具有 Khorana 评

分、Vienna CATS评分、COMPASS CAT评分或Padua评分等，目前尚不能确定何种评分工具最优，建议选择其中一种或多种评分工具评估VTE风险。外科住院肿瘤患者VTE风险评估工具有Caprini评分或改良的Caprini评分，亦有观点认为所有接受大手术（包括腔镜手术）的肿瘤患者均为VTE高风险患者。

推荐对VTE高风险的内科住院肿瘤患者和外科住院肿瘤患者，选择低分子肝素、普通肝素或磺达肝癸钠预防性抗凝。若仅为单纯化疗的内科住院患者，建议对Khorana评分大于或等于2分患者预防性抗凝，药物选择和疗程同门诊化疗患者。推荐对接受腹部或盆腔肿瘤手术的VTE高危患者（VTE史、麻醉时间大于2小时、卧床大于4天、晚期疾病、年龄大于60岁）选择低分子肝素预防直至术后4周，妇科肿瘤术后患者可考虑选择阿哌沙班替代低分子肝素。

推荐对于肺叶切除术或肺段切除术的高危患者，以及全肺切除术或扩大切除术患者、食管切除术的患者，如患者为术后残留肿瘤、肥胖或有VTE病史，低分子肝素、普通肝素或磺达肝癸钠预防应延长为术后28~35天。

表16　多发性骨髓瘤相关VTE风险分层

| 危险因素 | | 积分 |
|---|---|---|
| 个体和疾病因素 | 遗传性易栓症 | 6 |
| | VTE家族史 | 5 |
| | VTE病史 | 5 |
| | 狼疮抗凝物阳性 | 4 |
| | 骨盆、臀部或股骨骨折 | 4 |
| | 浅静脉血栓病史 | 3 |
| | 患者需要卧床超过72 h | 2 |
| | 大手术(1个月内) | 2 |
| | 抗心磷脂抗体阳性 | 2 |
| | 年龄>75岁 | 2 |
| | 年龄60～75岁 | 1 |
| | 体质指数≥25 kg/m² | 1 |
| | M蛋白浓度≥30 g/L | 1 |
| | 充血性心力衰竭(1个月内) | 1 |
| | 急性心肌梗死 | 1 |
| | 肺功能异常(慢性阻塞性肺疾病) | 1 |
| | 糖尿病 | 1 |
| | 肾病综合征 | 1 |
| 治疗因素 | 免疫调节剂 | 4 |
| | 每周期地塞米松总量>160 mg | 4 |
| | 每周期地塞米松总量120～160 mg | 2 |
| | 蒽环类为主的多药化疗 | 3 |
| | 卡非佐米 | 2 |
| | 中心静脉置管 | 2 |
| | 促红细胞生成素 | 1 |

除存在抗凝禁忌或高出血风险外，不推荐对外科患者仅采取机械预防措施。高出血风险患者出血风险降低后可改为药物预防或机械预防联合药物预防。建议对接受腹部、盆腔或胸部肿瘤手术的VTE高危患者采用机械预防联合药物预防。

第五章

# 肿瘤治疗相关心血管损伤的整合管理

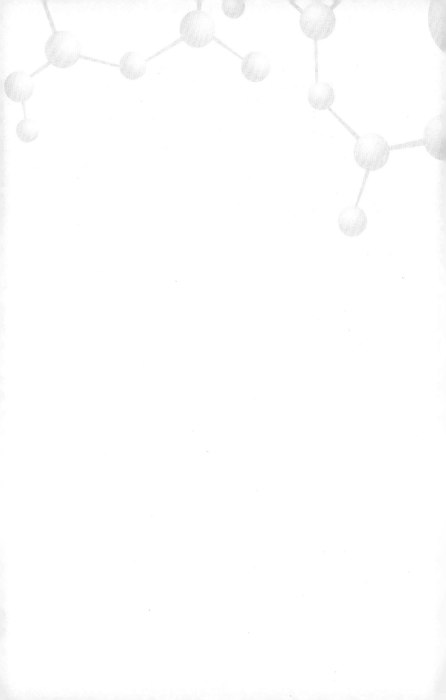

肿瘤治疗相关心血管损伤整合管理是通过 MDT to HIM 模式，积极治疗已发生的 CTR-CVT，优化肿瘤治疗方案，努力完成有效抗肿瘤治疗，提高恶性肿瘤患者生存率和生活质量。

## 一、心功能不全

肿瘤治疗过程中出现疑似 CTRCD 时，推荐由心血管内科医师和专业超声医师对患者再评估以避免不必要的抗肿瘤治疗中断，不推荐由肿瘤医师独立做出中断抗肿瘤治疗的决定。

急性 CTRCD 遵循一般人群急性心衰治疗原则。对症状性和中重度无症状 CTRCD 患者，推荐以 ACEI/ARB/AR-NI、β 受体阻滞剂、SGLT-2 抑制剂和盐皮质激素受体拮抗剂为基础的"新四联"规范化抗慢性心衰管理，以减少心血管死亡、全因死亡和因心衰住院风险，延长生存时间。

"新四联"药物治疗前，应综合评估患者血压、液体潴留、利钠肽水平及肾功能等情况。收缩压大于或等于 100 mmHg 时，可同时启动 ACEI/ARB/ARNI、β 受体阻滞剂和 SGLT-2 抑制剂治疗，宜小剂量开始，并根据血压、容量负荷及肾功能等情况适时调整剂量；eGFR 大于或等于 30 ml/min/1.73 m² 且血钾小于 5.0 mmol/L 时联用盐皮质激素受体拮抗剂；ACEI/ARB/ARNI 和 β 受体阻滞剂可在 2~4 周内滴定至目标剂量或最大耐受剂量。在"新四联"药物治疗的基础上，仍有症状的 CTRCD 患者，可考虑使用维利西呱。"新四联"药物在启动或加量过程中可能引起一过性尿素氮和肌酐水平升高，eGFR 大于或等于 30 ml/min/1.73 m² 时，不需停用或减量；eGFR 小于 30 ml/min/1.73 m² 时，推荐减半 ACEI/ARB/ARNI 剂量并暂停盐皮质激素受体拮抗剂；eGFR 小于 20 ml/min/1.73 m² 或肌酐水平升高大于或等于 100% 时，停用 ACEI/ARB/ARNI 和 SGLT-2 抑制剂。待 eGFR 恢复至大于或等于 30 ml/min/1.73 m² 时，可半量重启 ACEI/ARB/ARNI 和 SGLT-2 抑制剂治疗，密切监测下逐渐滴定至目标剂量或最大耐受剂量，eGFR 仍大于或等于 30 ml/min/1.73 m² 时再考虑使用 盐皮质激素受体拮抗剂。

对于发生 CTRCD 的恶性肿瘤患者，抗肿瘤治疗方案是否需要调整，需根据 CTRCD 严重程度以及心衰 GD-MT 后病情改善程度，经 MDT to HIM 讨论，权衡肿瘤治疗获益与 CTRCD 风险进行决策。

### （一）蒽环类药物相关 CTRCD 管理流程

蒽环类药物导致症状性 CTRCD 患者，推荐暂停蒽环类药物，给予心衰 GDMT。早期发现并及时治疗能够逆转蒽环类药物所致的心功能下降。经治疗后 CTRCD 患者仍有症状或虽无症状但 LVEF 小于 40%，建议终止蒽环类药物，改用非蒽环类药物方案，避免应用心脏毒性药物；如症状消失且 LVEF 大于或等于 40%，推荐 MDT to HIM 讨论蒽环/非蒽环类药物风险/获益比，如蒽环类药物获益大于风险，推荐更换为脂质体蒽环药物继续化疗，也可考虑选择右雷佐生预处理后继续原蒽环类药物治疗，并均需密切监测。

对蒽环类药物导致重度无症状 CTRCD 患者，推荐暂停蒽环类药物，并给予心衰 GDMT。经治疗后如患者 LVEF 仍小于 40%，建议终止蒽环类药物，改用非蒽环类药物方案，避免应用心脏毒性药物；如 LVEF 恢复至大于或等于 40%，推荐 MDT to HIM 讨论蒽环/非蒽环类药物风险/获益比，如蒽环类药物获益大于风险，推荐更换为脂质体蒽环药物继续化疗，也可考虑选择右雷佐生预处理后继续原蒽环类药物治疗，并均需密切监测。

对蒽环类药物导致中度无症状 CTRCD 患者，建议在心衰 GDMT 基础上更换为脂质体蒽环类药物继续化疗，也可考虑选择右雷佐生预处理后继续原蒽环类药物治疗，并均需密切监测。

对蒽环类药物导致轻度无症状 CTRCD 患者，推荐在 ACEI/ARB 和/或 β 受体阻滞剂治疗基础上继续原蒽环类药物治疗。研究提示，ARNI 能够改善蒽环类药物所致 CTRCD，SGLT-2 抑制剂能够预防糖尿病患者蒽环类药物 CTRCD，可考虑在轻度无症状 CTRCD 患者中应用 ARNI 和 SGLT-2 抑制剂。

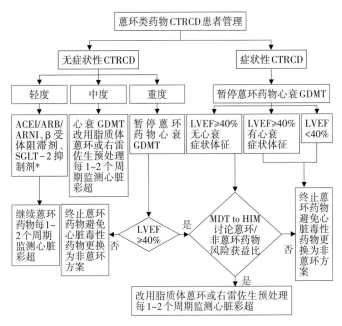

GDMT：指南指导的药物治疗。

*建议糖尿病患者选用 SGLT-2 抑制剂。

图 4　蒽环类药物相关 CTRCD 管理流程

## （二）抗HER2靶向药物相关CTRCD管理流程

单克隆抗体抗HER2靶向药物（如曲妥珠单抗、帕妥珠单抗等）导致症状性CTRCD患者，推荐暂停抗HER2靶向药物治疗，给予心衰GDMT。经治疗后患者仍有心衰症状或LVEF小于40%，推荐终止抗HER2靶向治疗并避免应用心脏毒性药物；如症状消失且LVEF大于或等于40%，建议在密切监测下继续抗HER2靶向药物治疗。抗HER2靶向药物治疗期间出现三次以上因心脏毒性而中断抗HER2治疗的患者，推荐更换为小分子TKIs或其他低心脏毒性的抗HER2药物，或终止抗HER2靶向药物治疗。

抗HER2靶向药物治疗导致重度无症状CTRCD患者，推荐暂停抗HER2靶向药物治疗，给予心衰GDMT并每4周评估一次LVEF。经4~8周治疗后，如LVEF恢复至大于或等于40%，建议在密切心脏监测下继续原抗HER2治疗方案；如LVEF小于40%持续超过8周，推荐更换小分子TKIs或其他低心脏毒性的抗HER2药物，或终止抗HER2靶向药物治疗。

抗HER2靶向药物治疗导致轻中度无症状CTRCD患者，推荐在ACEI/ARB/ARNI、β受体阻滞剂和/或SGLT-

2抑制剂抗心衰治疗基础上，继续原抗HER2治疗并密切监测心脏血清标志物和TTE。

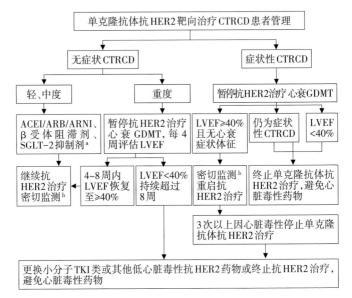

a. 建议糖尿病患者选用SGLT-2抑制剂。

b. 前4个周期每2个周期监测心脏血清标志物、TTE。

GDMT：指南指导的药物治疗。

图5　单克隆抗体抗HER2靶向药物相关CTRCD管理流程

（三）BRAF抑制剂和MEK抑制剂相关CTRCD管理

BRAF抑制剂和MEK抑制剂联合治疗过程中出现CTRCD，可采用以下管理方案：①轻度无症状CTRCD，建议继续原方案治疗，密切观察并定期复查TTE。②中度无症状 CTRCD，建议暂停使用 MEK 抑制剂，启动心衰 GDMT，包括使用 ACEI 和 β 受体阻滞剂等治疗；并在 4 周后复查 TTE，如 LVEF 改善至轻度无症状 CTRCD 以上状态后，可考虑以减低剂量的 MEK 抑制剂重新启动治疗，如 LVEF 没有改善，建议停用 MEK 抑制剂。③症状性或重度无症状 CTRCD 患者建议永久停用 MEK 抑制剂并暂停 BRAF 抑制剂，接受心衰 GDMT。基线 LVEF 小于 50% 患者应用 BRAF/MEK 抑制剂的安全性尚未确定，使用时需谨慎。

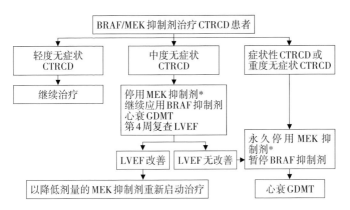

*停止治疗决策应在充分考虑疾病所处阶段和替代治疗方案后，结合患者意愿 MDT 讨论后决定。

图 6　BRAF 抑制剂和 MEK 抑制剂相关 CTRCD 管理流程

## 二、冠心病

肿瘤相关冠心病整合管理需综合考虑冠心病严重程度、伴随疾病、预期抗肿瘤治疗方案、肿瘤预后和个人意愿等因素，制定个体化治疗方案，最大限度实现有效抗肿瘤治疗。

### （一）ACS治疗

#### 1.血运重建策略

经皮冠状动脉介入治疗（percutaneous coronary intervention，PCI）能降低发生STEMI的恶性肿瘤患者主要心血管事件和全因死亡率。

对预期寿命大于或等于6个月的恶性肿瘤患者，如STEMI发病小于3小时，溶栓治疗与急诊PCI疗效相似，具备急诊PCI条件时推荐行急诊PCI；发病3~12小时内，急诊PCI优于溶栓治疗；发病大于12小时，如存在持续性心肌缺血证据、血流动力学不稳定或致命性心律失常，应行急诊PCI。对预期寿命小于6个月的STEMI患者，如血流动力学稳定，推荐MDT to HIM讨论是否行急诊PCI；如存在持续性心肌缺血导致的血流动力学不稳定或致命性心律失常，推荐行急诊PCI。

预期寿命大于或等于6个月的NSTE-ACS患者，推荐采用GRACE评分危险分层，高危患者推荐行积极PCI；中危患者推荐行MDT to HIM讨论，决定介入治疗时机及方案；低危患者如单纯药物治疗欠佳，可考虑行心肌血运重建。有报道与药物保守治疗相比，PCI不能降低晚期恶性肿瘤合并NSTE-ACS患者的死亡率，预期寿命小于6个月的NSTE-ACS患者建议首选药物治疗。合并冠状动脉多支严重病变的恶性肿瘤患者，若预期寿命大于12个月且不适合行PCI，可行CABG。胸部肿瘤手术可与CABG同时完成，对于CABG与肿瘤切除手术不能同期完成者，推荐两次手术间隔4~6周。

PCI推荐首选经桡动脉入路，也可考虑远桡动脉、尺动脉或肱动脉入路，以减少出血并发症。PCI过程中，冠状动脉病变经充分预处理后如残余狭窄小于30%、C型以下夹层且TIMI血流3级，推荐药物涂层球囊治疗，尤其适合伴高出血风险、近期需行外科手术、支架内再狭窄和小血管病变等。如需置入支架，推荐首选新一代药物洗脱支架，以减少支架内血栓风险并缩短DAPT时程。推荐使用血管内超声或光学相干断层成像等腔内影像技术，优化支架置入，减少支架内血栓等并发症风险。

2.抗血小板治疗

推荐依据患者ACS类型、血运重建方式、肿瘤严重程度及需外科手术和抗肿瘤药物治疗等情况，综合评估缺血和出血风险，制定个体化抗血小板治疗方案。

对合并ACS的恶性肿瘤患者，药物洗脱支架置入后DAPT首选阿司匹林联合氯吡格雷，疗程一般为6个月；高缺血且低出血风险患者，DAPT可考虑延长至12个月；高出血且低缺血风险患者，DAPT可缩短至3个月。阿司匹林不耐受者可考虑吲哚布芬替代治疗。对于曾发生支架血栓的恶性肿瘤患者，可选择替格瑞洛替换氯吡格雷，且需注意评估出血风险，必要时可考虑使用小剂量替格瑞洛。需紧急外科手术时，停用抗血小板药物原则与非肿瘤患者相同，可通过输注血小板来恢复血小板功能，但应避免在距离最后一剂氯吡格雷服用时间4~6小时（替格瑞洛为10~12小时）内输注血小板。

对合并ACS的恶性肿瘤患者，需抗血小板和抗凝联合治疗时，推荐短期三联抗栓治疗（1周~1个月）后，改为NOAC联合一种抗血小板药物（首选氯吡格雷）治疗，时长尽量不超过12个月。

血小板减少症在恶性肿瘤患者中的发生率为10%~25%。合并ACS的恶性肿瘤患者发生血小板减少症时，积极寻找并纠正病因，推荐在采用经上肢动脉入路、减少术中肝素用量（30~50 U/kg）和输注血小板（血小板计数小于$20×10^9$/ L）等预防出血措施的基础上行冠状动脉造影。当血小板计数小于$30×10^9$/ L时，不建议行PCI或给予抗血小板药物治疗；血小板计数小于$50×10^9$/ L时，显著增加CABG围术期出血风险。

PCI术后伴血小板减少症且血小板计数为（60~100）$×10^9$/ L时，推荐阿司匹林联合氯吡格雷；血小板计数为（30~60）$×10^9$/ L时，抗血小板治疗需权衡获益与出血风险，推荐阿司匹林或氯吡格雷单药治疗，避免使用替格瑞洛；血小板计数小于$30×10^9$/ L时，应暂停抗血小板治疗。

（二）CCS治疗

合并CCS的恶性肿瘤患者，如给予指南指导的最佳药物治疗后仍有较大范围心肌缺血表现，建议行血运重建。推荐以冠状动脉造影显示的病变狭窄程度和/或血流储备分数（FFR）指导血运重建。冠状动脉病变狭窄大于或等于90%时，可直接干预；病变狭窄小于90%时，建议对有明确缺血证据或FFR小于或等于0.8的病变进行干预。采用何种方式进行心肌血运重建（PCI或CABG）及干预时机推荐由肿瘤科、心内科及心外科组织MDT to HIM讨论决定。对已完成心肌血运重建的CCS患者，根据缺血和出血风险、恶性肿瘤及抗肿瘤治疗情况，制定个性化抗血小板治疗方案。

（三）抗肿瘤治疗方案

恶性肿瘤患者罹患ACS时，应暂时中断抗肿瘤治疗，采取最佳抗心肌缺血药物治疗和/或进行血运重建。待患者临床病情稳定后，推荐由MDT to HIM讨论决定是否继续实施原抗肿瘤治疗方案或更换为其他替代方案。

三、免疫检查点抑制剂相关心肌炎

所有疑似ICIs相关心肌炎患者在明确诊断前均需暂缓ICIs治疗。糖皮质激素为ICIs相关心肌炎的核心治疗药物，早期（24小时内）、足量应用可改善ICIs相关心肌炎患者的预后。激素剂量选择、是否联用其他免疫调节剂或非药物措施取决于心肌炎严重程度和有无并发症（图7）。

不推荐对所有亚临床心肌损伤患者均给予激素治疗。推荐对亚临床心肌损伤患者暂缓ICIs治疗，数日后复查cTn，如保持相对稳定或自然下降，判定为稳定或自愈的亚临床心肌损伤，不推荐使用激素治疗且建议恢复ICIs治疗，并在ICIs注射后每周监测cTn，心肌损伤保持平稳或痊愈后可恢复正常监测频率。如cTn进行性升高，判定为不稳定的亚临床心肌损伤，建议暂缓ICIs治疗并给予泼尼松1 mg/kg/日，激素治疗有效后逐渐减量直至心脏损伤生物标志物恢复到基线后停用激素。

对于可疑ICIs相关心肌炎且临床状态不稳定患者，建议在明确诊断之前使用1次甲基强的松龙500~1000 mg，并尽快完成相关检查明确诊断，根据病情变化及诊断结果决定继续使用或停用。

推荐轻症型心肌炎患者给予甲基强的松龙1~2 mg/kg/日（或等效泼尼松）治疗；推荐重症型心肌炎患者给予甲基强的松龙500~1000 mg/日治疗，48~72小时评估疗效后决定是否联合其他药物；推荐危重症型心肌炎患者在服用甲基强的松龙1000 mg/日基础上，早期联合其他免疫调节药物。联合免疫调节治疗方案应考虑本地区药物可及性、辅助检验结果和不同药物作用机制的协同，由 MDT to HIM 讨论制定。可供选择的药物有吗替麦考酚酯、他克莫司、抗胸腺细胞球蛋白、免疫球蛋白、托珠单抗、阿巴西普、Alemtuzumab、英夫利昔单抗和托法替布等。有研究提示，英夫利昔单抗可能使 ICIs 心肌炎患者心衰恶化，并增加心血管死亡率，因此建议慎用。心肌炎合并重症肌无力患者使用大剂量激素可能加重肌无力，需密切监测肌无力症状是否恶化，可考虑初始即联合丙种球蛋白治疗。

推荐将危重型心肌炎患者转至具生命支持治疗能力的心血管专科或重症监护室，必要时进行循环支持、呼吸支持和肾脏替代等治疗。

亚临床心肌损伤和 1 级心肌炎治愈后，可重启免疫治疗。2 级及以上心肌炎治愈后通常不建议重启免疫治疗，但有病例报道重启后未再次发生心肌炎，建议无其他替代治疗方案且确需重启 ICIs 治疗患者由 MDT to HIM 讨论决定是否重启 ICIs 治疗。

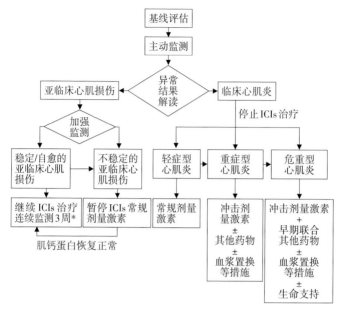

*无恶化，可恢复原监测频率。

图7 ICIs心肌炎管理流程

## 四、心律失常

### (一)心房颤动

肿瘤相关房颤治疗遵循目前房颤指南治疗原则，综合评估心律（率）控制和抗凝治疗的获益与风险，以控制症状和预防栓塞等并发症，改善患者预后。

1.节律控制和心率控制

血流动力学不稳定的快速房颤患者应行紧急同步电

复律治疗。血流动力学稳定的房颤患者推荐继续接受目前抗肿瘤治疗，并药物控制心室率，使静息心室率小于100次/分；如症状控制不理想，可进一步严格控制心室率小于80次/分。β受体阻滞剂作为控制心室率的一线药物，尤其适合慢性心衰患者；非二氢吡啶类CCB和地高辛是控制心室率的二线药物。非二氢吡啶类CCB包括地尔硫䓬和维拉帕米，具有负性肌力作用且与某些抗肿瘤药物（如VEGF/VEGFR抑制剂等）间存在相互作用，应谨慎使用。地高辛适合房颤合并心衰患者，需注意其与某些抗肿瘤药物（如甲氨蝶呤、氟尿嘧啶、环磷酰胺、多柔比星、长春新碱等）间的相互作用。对于血流动力学稳定的房颤患者完成阶段性抗肿瘤治疗后，以及合并心衰和/或症状仍无法控制的房颤患者，建议结合基础心脏病和肿瘤预后，经MDT to HIM是否复律或行消融治疗。

2.抗凝治疗

建议遵循TBIP模式（thromboembolic risk, bleeding risk, drug - drug interactions, and patient preferences, TBIP）进行评估，综合考虑血栓栓塞和出血风险、抗凝药物与抗肿瘤药物间的相互作用（表17）及患者意愿，

制定个体化抗凝方案。不推荐NOAC与强P-糖蛋白诱导剂或抑制剂联合使用。接受强CYP3A4诱导剂或抑制剂治疗的恶性肿瘤患者合并房颤需要NOAC抗凝时，建议选择达比加群或艾多沙班。在肿瘤治疗中，建议动态评估肿瘤相关房颤患者的血栓栓塞和出血风险，不断优化抗凝治疗方案。

表17　NOAC与部分抗肿瘤药物间的相互作用

| | P-糖蛋白途径（所有NOAC） | CYP3A4途径（主要为利伐沙班和阿哌沙班） |
|---|---|---|
| 抑制效应 | ·TKIs,如伊马替尼<br>·激素类药物,如阿比特龙<br>·免疫调节剂,如他克莫司(强至中) | ·免疫调节剂,如环孢素(中)<br>·激素类制剂,如比卡鲁胺(中)<br>·TKIs,如尼洛替尼(轻)<br>·拓扑异构酶抑制剂,如依托泊苷(轻)<br>·蒽环类药物,如伊达比星(轻)<br>·烷化剂,如环磷酰胺(轻) |
| 促进效应 | ·蒽环类药物,如多柔比星<br>·抗有丝分裂药物,如长春碱<br>·免疫调节剂,如地塞米松 | ·免疫调节剂,如地塞米松<br>·激素类药物,如苯扎鲁胺<br>·抗有丝分裂药物,如紫杉醇(中)<br>·TKIs,如维莫非尼(中) |

采用轻、中、强表示药物间相互作用；CYP3A4：细胞色素P450 3A4；NOAC，非维生素K拮抗剂口服抗凝药。

推荐肿瘤相关房颤患者首选NOAC抗凝，维生素K拮抗剂作为二线选择，低分子肝素是短期或桥接抗凝治疗的有益补充。对机械瓣置入或合并心脏瓣膜病的肿瘤相关房颤患者，首选维生素K拮抗剂预防卒中和血栓栓塞事件。

$CHA_2DS_2$-VASc评分大于或等于1分（男性）或者大于或等于2分（女性）的肿瘤相关房颤患者建议长期抗凝治疗。有报道，$CHA_2DS_2$-VASc评分可能低估恶性肿瘤患者实际血栓栓塞风险。因此，当$CHA_2DS_2$-VASc评分为0（男性）或1（女性）时，也可考虑抗凝治疗，但需采用HAS-BLED评分结合近期出血和肾功能等情况评估出血风险。不推荐抗血小板治疗用于肿瘤相关房颤患者的卒中和血栓栓塞预防。

血流动力学不稳定的快速房颤患者推荐电复律前立即给予普通肝素或低分子肝素抗凝；若无法事先抗凝，建议复律后立即给予抗凝药物。血流动力学稳定的房颤患者，经MDT to HIM会诊如有转复指征且房颤持续时间小于或等于48小时，可考虑在抗凝基础上行复律治疗；如有转复指征但房颤持续时间大于48小时或不明，建议规范有效抗凝3周后再行复律治疗，如需尽快复律，可考虑经TEE除外心房血栓后行复律治疗。所有患者复律后建议继续抗凝治疗4周，首选NOAC，然后根据CHA$_2$DS$_2$-VASc评分决定是否行长期抗凝治疗。

预计生存期大于12个月且有长期抗凝禁忌证的肿瘤相关房颤患者可考虑行左心耳封堵术。

### （二）室性心律失常与QT间期延长

#### 1.室性心律失常

肿瘤治疗导致室性心律失常的治疗遵循现有室性心律失常相关指南，应注意抗心律失常药物与抗肿瘤药物间的相互作用。

无症状室性心律失常如可自行终止，一般无需停止抗肿瘤治疗；如反复发生或合并多种心血管危险因素和/或心血管疾病，推荐组织多学科会诊决策是否继续抗肿瘤治疗，并积极控制心血管危险因素、伴随心血管疾病和心律失常。

症状性室性心律失常患者应减量或暂停抗肿瘤治疗，并由心内科医生参与评估和治疗。危及生命的症状性室性心律失常需紧急干预。Ⅰb类抗心律失常药物（如利多卡因、美西律）、β受体阻滞剂与抗肿瘤药物间相互作用少且延长QT间期风险低，推荐作为首选；血流动力学不稳定时，推荐行电复律。Ⅰa、Ⅰc和Ⅲ类抗心律失常药物与多种抗肿瘤药物间存在相互作用并有延长QT间期风险，需谨慎使用。

建议依据患者预计生存期、生活质量及并发症风险等情况，基于 MDT to HIM 会诊评估是否行植入式心律转复除颤器置入和/或射频消融术。

2.QT间期延长

推荐恶性肿瘤患者启动肿瘤治疗前评估基线 QT 间期，纠正可逆的延长 QT 间期原因。存在基线 QT 间期异常、使用延长 QT 间期药物、新发心脏症状（如晕厥或晕厥先兆等）和/或已知遗传性心律失常等情况时，建议进行心内科会诊，识别发生室性心律失常的高危患者，制定个体化治疗策略。

恶性肿瘤患者抗肿瘤药物治疗过程中，如 $QTc^F$ 大于或等于 500 ms，推荐暂停延长 QT 间期的抗肿瘤药物，纠正可能存在的电解质紊乱（低钾血症、低镁血症和低钙血症等），每天一次心电图监测 $QTc^F$，直至 $QTc^F$ 延长消失，并经多学科会诊讨论重启可延长 QT 间期抗肿瘤药物的时机和策略，或更改为其他方案；如 $QTc^F$ 在 480~500 ms，建议在肿瘤治疗过程中每周进行一次心电图监测。患者出现尖端扭转型室速或持续性室速时，应积极寻找可以纠正的因素，停用延长 QT 间期药物。尖端扭转型室速发作时推荐静脉注射硫酸镁，积极补钾，使血钾水平保持在 4.5~5.0 mmol/L。心动过缓所致或长间歇依赖性尖端扭转型室速可考虑植入临时起搏器，起搏频率维持 90 次/分左右。等待植入临时起搏器期间，可考虑短时使用提高心率的药物，如阿托品、异丙肾上腺素等。如室性快速性心律失常持续且血流动力学不稳定，推荐行电复律。

3.缓慢性心律失常

缓慢性心律失常包括窦性心动过缓、病态窦房结综合征和房室阻滞等。一度房室阻滞和二度Ⅰ型房室阻滞通常反映房室结传导延迟或阻滞，一般为良性，尤其 QRS 波时限在正常范围时，可在密切监测下继续进行抗肿瘤治疗。如不存在可纠正的病因，无论是否伴有症状，二度Ⅱ型房室阻滞和三度房室阻滞均应考虑安置心脏起搏器。如血流动力学不稳定或伴明显症状，推荐紧急植入临时起搏器。

## 五、高血压

肿瘤治疗导致高血压的管理包括去除疼痛和心理应

激等诱因、进行生活方式干预和降压药物治疗，旨在避免高血压急症和并发症发生，确保完成抗肿瘤治疗。

推荐将肿瘤治疗导致高血压患者血压控制到小于140/90 mmHg。伴蛋白尿、心功能不全、冠心病、慢性肾脏病和糖尿病时，建议进一步控制到小于130/80 mmHg。高龄、虚弱或预计生存期小于1年的恶性肿瘤高血压患者，可考虑降至小于150/90 mmHg。

长期应用ACEI/ARB、CCB、β受体阻滞剂和利尿剂等降压药物不增加恶性肿瘤发生风险。推荐肿瘤治疗导致高血压患者首选ACEI/ARB和二氢吡啶类CCB。非二氢吡啶类CCB可通过抑制P-糖蛋白和细胞色素P450 3A4活性影响抗肿瘤药物血药浓度，不建议在舒尼替尼和索拉非尼等靶向药物所致高血压治疗中使用。建议将β受体阻滞剂用于伴房颤、高交感神经张力、精神压力大或疼痛的高血压患者。噻嗪类利尿剂和盐皮质激素受体拮抗剂适用于伴有液体潴留的肿瘤高血压患者，使用过程中需监测血压、离子和肾功能。ARNI也可考虑用于肿瘤治疗导致高血压患者（尤其伴心功能不全时）。

血压大于或等于140/90 mmHg时推荐ACEI、ARB或二氢吡啶类CCB单药初始治疗；血压大于或等于160/100

mmHg时，推荐首选 ACEI/ARB 和二氢吡啶类 CCB 的单片复方固定制剂，也可自由联合治疗。血压仍未达标者推荐联合 β 受体阻滞剂和/或噻嗪类利尿剂。对肿瘤治疗导致的难治性高血压患者，建议联合使用盐皮质激素受体拮抗剂（如螺内酯）。对于 VEGF/VEGFR 抑制剂引起的难治性高血压，可考虑使用 NO 供体药物（如长效硝酸酯类药物）等。

一旦出现严重高血压（收缩压大于或等于180 mmHg 或舒张压大于或等于 110 mmHg），应暂停抗肿瘤治疗，迅速平稳降压，推荐静脉使用降压药物基础上联合口服降压药物；待血压控制到小于 160/100 mmHg 时，考虑逐渐停用静脉降压药物和调整口服降压药物。肿瘤治疗导致高血压通常是可逆的，降压治疗过程中需密切监测血压，及时调整降压药物剂量，避免发生低血压和缺血事件。待血压控制达标后，推荐 MDT to HIM 会诊决定重启抗肿瘤治疗时机，建议以减低剂量的抗肿瘤药物重启治疗。对曾发生高血压急症或严重并发症者，不推荐重启引起高血压的抗肿瘤治疗。

## 六、血脂异常

肿瘤患者的血脂异常管理与非肿瘤患者相似，依据

《中国血脂管理指南（2023年）》进行危险分层，确定不同调脂治疗目标值，并采取不同强度干预措施，是血脂异常防治的核心策略。

1.调脂治疗目标值

降低 LDL-C 水平作为血脂异常管理的首要干预靶点，推荐将超高危险患者LDL-C降低至小于1.4 mmol/L且较基线降低幅度大于50%，极高危险患者LDL-C降低至小于1.8 mmol/L且较基线降低幅度大于50%，推荐将中、高危患者LDL-C降低至小于2.6mmol/L，考虑将低危患者LDL-C降低至小于3.4mmol/L。对于预计生存期短的肿瘤患者，可以适当放宽血脂管理目标。

2.调脂治疗药物选择

调脂治疗首选中等强度他汀类药物。除可改善心血管疾病预后外，荟萃分析还显示他汀类药物尤其是脂溶性他汀可能降低乳腺癌患者肿瘤相关死亡率和全因死亡率，但该结论仍需大规模前瞻性研究证实。现有证据推荐脂溶性和水溶性他汀类药物均可用于肿瘤患者血脂异常的治疗。如他汀类药物治疗后血脂仍未达标，推荐联合依折麦布、前蛋白转化酶枯草溶菌素9型（proprotein convertase subtilisin / kexin type 9，PCSK9）抑制剂和

（或）贝特类等药物。无论是否进行药物调脂治疗，都必须坚持控制饮食和改善生活方式。

3.肿瘤相关血脂异常管理流程

肿瘤治疗开始后，出现符合常见不良反应术语判定标准（common terminology criteria for adverse events，CT-CAE）1级血脂异常可继续抗肿瘤治疗，无需调整现有的降脂方案；出现CTCAE 2级血脂异常，则可继续行抗肿瘤治疗，建议强化现有的降脂方案；出现CTCAE 3级血脂异常，应暂停现有的抗肿瘤治疗方案，待血脂异常水平下降至CTCAE 2级后，再重新启动抗肿瘤治疗，可考虑适当减少引起血脂异常的抗肿瘤药物剂量，并强化现有降脂治疗方案；出现CTCAE 4级血脂异常，建议永久停用相关抗肿瘤治疗，避免持续严重的血脂异常诱发急性ASCVD事件，并调整肿瘤治疗方案（表18）。

表18　CTCAE血脂异常分级

|  | 1级 | 2级 | 3级 | 4级 | 5级 |
|---|---|---|---|---|---|
| 高甘油三酯血症 | 1.71~3.42 mmol/L | 3.43~5.7 mmol/L | 5.71~11.4 mmol/L | 危及生命 | 死亡 |
| 高胆固醇血症 | 6.0~7.75 mmol/L | 7.76~10.34 mmol/L | 10.35~12.92 mmol/L | >12.92 mmol/L | — |

建议根据抗肿瘤药物引起血脂异常风险选择合适的监测周期：首次使用致血脂异常高风险抗肿瘤药物（洛拉替尼、西罗莫司、左旋门冬酰胺酶等）4~6周后监测血脂，达标后监测周期可放宽至每3~6月一次；若首次用药后4~6周监测血脂不达标，则调整降脂方案，4~6周后监测血脂，达标后监测周期放宽至每3~6月一次。如果连续达标，则可进一步延长监测周期。致血脂异常低风险抗肿瘤药物的监测流程与高风险的抗肿瘤药物类似，监测周期4~8周，达标后放宽至每6~12个月监测一次。

## 七、血栓形成、栓塞及出血

### （一）血栓形成及栓塞

肿瘤相关VTE抗凝治疗药物选择应根据肿瘤类型和治疗史、肝肾功能、血小板水平及抗凝药物与抗肿瘤药物间相互作用、依从性等因素，通常情况下推荐选择低分子肝素或NOAC而非普通肝素或华法林。不推荐NOAC与强P-糖蛋白诱导剂或抑制剂联合使用，接受强CYP3A4诱导剂或抑制剂治疗的VTE患者需要NOAC抗凝时，建议选择艾多沙班而非达比加群，因后者缺乏肿瘤相关VTE的询证医学证据。以下情况不推荐使用NO-

AC：近期出血史、一周内大手术史、未经手术的胃肠道或泌尿系统恶性肿瘤、胃肠道共病、胃切除术或广泛肠切除术、血小板计数小于 $50×10^9/$ L 或肌酐清除率小于 15 ml/min。对 NOAC 治疗过程中 VTE 复发患者，需分析治疗依从性、恶性肿瘤进展及复发等因素，推荐采用低分子肝素代替 NOAC 治疗。偶然发现的肿瘤相关 VTE 与症状性 VTE 的复发率和致死率相似，两者治疗原则相同。

抗凝疗程需遵循个体化原则，通常 3~6 个月。对新诊断（6 个月内）的恶性肿瘤、晚期恶性肿瘤或正在接受抗肿瘤药物治疗的 VTE 患者，抗凝疗程至少 6 个月。

抗凝治疗增加恶性肿瘤患者出血风险，需定期评估抗凝风险/获益比。对近期（小于 1 个月）肿瘤相关 VTE 患者，伴血小板减少症且血小板计数大于 $50×10^9/$ L 时，推荐选择足量低分子肝素；血小板计数（25~50）$×10^9/$ L 时，建议经多学科会诊讨论是否启动抗凝治疗，可考虑使用半量低分子肝素治疗；血小板计数小于 $25×10^9/$ L 时，推荐多学科会诊决策是否抗凝治疗。

导管相关血栓患者在导管移除后推荐继续抗凝至少 3 个月，并直至影像证实血栓已消失；如需长期留置导管，推荐长期抗凝治疗。

对于肿瘤相关动脉血栓栓塞和心腔内血栓患者，治疗遵循现有相关指南处理，综合分析血栓发生部位、栓塞风险、出血风险、抗栓药物与抗肿瘤药物间相互作用等因素，进行个体化抗栓治疗。

（二）出血

恶性肿瘤患者发生危及生命的出血时，应立即补充血容量和稳定生命体征，并积极寻找病因。如为严重血小板减少所致，应输注血小板治疗；如为抗凝治疗所致，需终止抗凝治疗，建议给予特异性抗凝药物拮抗剂和/或凝血因子浓缩物止血。近期曾发生血栓栓塞者，应避免使用重组激活因子Ⅶ或活化凝血酶原复合物，可考虑使用抗纤溶药物，包括氨甲环酸和6-氨基己酸等。

## 八、周围动脉疾病

肿瘤治疗导致PAD的治疗遵循现有相关指南处理，需注意药物间相互作用。

对合并雷诺综合征的恶性肿瘤患者，应积极去除诱因，包括四肢保暖、戒烟、适当锻炼、避免精神紧张、过度劳累及使用血管收缩药物等，建议使用二氢吡啶类CCB缓解血管痉挛。

对 TKIs 导致 PAD 的恶性肿瘤患者，应控制吸烟、肥胖、高血压、糖尿病及血脂异常等危险因素并采用抗血小板和/或抗凝治疗，继续抗肿瘤治疗；当疾病快速进展，甚至发生血管闭塞时，推荐 MDT to HIM 会诊决策抗肿瘤药物减量或换用其他低心血管风险 TKIs，并在积极药物治疗基础上行血运重建治疗。

## 九、心脏瓣膜病

合并心脏瓣膜病的恶性肿瘤患者遵循现有心脏瓣膜病指南处理。对存在严重心脏瓣膜病的恶性肿瘤患者，推荐 MDT to HIM 讨论外科手术或经导管瓣膜介入治疗的必要性和可行性，通常当预计生存期超过 1 年且生活质量可接受时才考虑进行。对于曾行纵隔或胸部放疗患者，经导管主动脉瓣或二尖瓣置换术可能优于外科瓣膜置换术。

对机械瓣膜置换术后的恶性肿瘤患者，推荐在肿瘤治疗期间综合评估血栓栓塞和出血风险，密切监测凝血功能下进行个体化抗凝治疗。对疑似心脏瓣膜病新发或恶化的恶性肿瘤患者，如出现发热、呼吸困难、新发心脏杂音和血培养阳性时，需进行感染性心内膜炎筛查和管理。

## 十、肺动脉高压

肿瘤相关肺动脉高压治疗遵循现有肺动脉高压指南，推荐通过MDT to HIM讨论制定最佳治疗方案。

服用达沙替尼的慢性粒细胞白血病患者，如新出现症状性肺动脉高压或无症状性三尖瓣反流峰值流速大于3.4 m/s，推荐行右心导管检查，停用达沙替尼，并给予降肺动脉压治疗；待三尖瓣反流峰值流速小于2.8 m/s时，推荐使用其他BCR-ABL抑制剂替代治疗。新发无症状性三尖瓣反流峰值流速介于2.9~3.4 m/s时，推荐达沙替尼减量，并每月一次监测三尖瓣反流峰值流速；如三尖瓣反流峰值流速保持稳定或轻微升高，可继续达沙替尼治疗，其后每3个月一次监测三尖瓣反流峰值流速；如三尖瓣反流峰值流速持续性升高，推荐右心导管检查，停用达沙替尼，给予降肺动脉压治疗。

## 十一、心包疾病

肿瘤患者心包疾病建议依据恶性肿瘤类型和分期、肿瘤治疗及心包疾病类型和严重程度等进行整合治疗。

### （一）心包炎

对肿瘤治疗相关心包炎患者，推荐通过MDT to HIM讨论是否暂时中断肿瘤治疗，推荐使用非甾体类抗炎药和秋水仙碱缓解症状和降低复发风险，避免进展为缩窄性心包炎。对非ICIs相关顽固性心包炎，推荐使用低至中等剂量糖皮质激素治疗。对合并缩窄性心包炎的恶性肿瘤患者，利尿治疗效果欠佳时可考虑行外科心包切除术。

ICIs相关严重心包炎，尤其伴中至大量心包积液时，建议暂停ICIs，推荐使用糖皮质激素（甲基强的松龙，1 mg/kg/天）治疗，或联合秋水仙碱治疗。对顽固性ICIs相关心包炎患者，考虑联合免疫抑制剂治疗。待心包炎控制后，通过MDT to HIM讨论后可考虑在严密心脏监测下重启ICIs治疗。

（二）心包积液

恶性肿瘤患者心包积液管理旨在缓解症状，防止复发，提高生活质量和延长生存期。

少至中量心包积液时，应积极寻找和治疗病因并定期监测，推荐首次诊断后7~14天重新评估，之后每4~6周监测1次。当发生心脏压塞时，推荐超声引导下经皮心包穿刺并置管引流。ICIs相关心包积液时应暂停ICIs，使用糖皮质激素。对细胞分化综合征导致心包积液患者，应立即使用糖皮质激素治疗并暂时停用维甲酸或亚砷酸治疗。

恶性包积液患者心包穿刺引流后，也可考虑使用秋水仙碱，也可考虑心包腔内注射硬化剂或细胞毒性药物，有助于降低恶性心包积液的复发率并改善预后。对不能经皮心包穿刺引流或复发性恶性心包积液患者，建议行外科心包开窗术。

# 附录

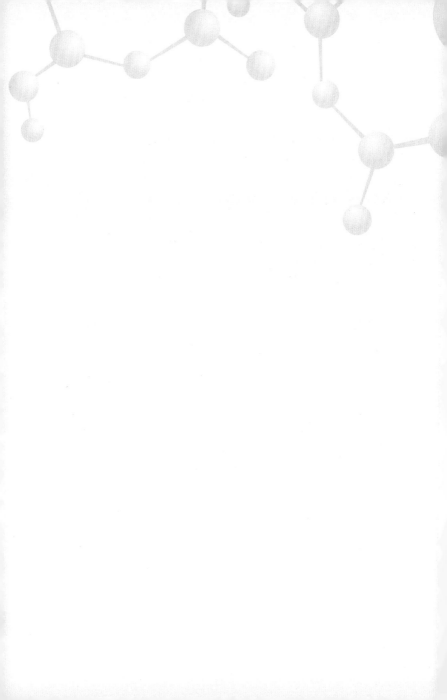

# 缩略词

| 英文缩略词 | 英文全称 | 中文名称 |
|---|---|---|
| ABI | ankle brachial index | 踝肱指数 |
| ACS | acute coronary syndrome | 急性冠脉综合征 |
| ACEI | angiotensin-converting enzyme inhibitor | 血管紧张素转化酶抑制剂 |
| ALK | anaplastic lymphoma kinase | 间变性淋巴瘤激酶 |
| AMI | acute myocardial infarction | 急性心肌梗死 |
| ARB | angiotensin Ⅱ receptor blocker | 血管紧张素Ⅱ受体阻滞剂 |
| ARNI | angiotensin receptor neprilysin inhibitor | 血管紧张素受体脑啡肽酶抑制剂 |
| ASCVD | atherosclerotic cardiovascular disease | 动脉粥样硬化性心血管疾病 |
| BTK | Bruton tyrosine kinase | 布鲁顿酪氨酸激酶 |
| CABG | coronary artery bypass graft | 冠状动脉搭桥术 |
| CAR-T | chimeric antigen receptor-T cell | 嵌合抗原受体T细胞 |
| CCS | chronic coronary syndrome | 慢性冠脉综合征 |
| CMR | cardiovascular magnetic resonance | 心血管核磁共振成像 |
| CTA | computer tomography angiography | CT血管造影 |
| CTRCD | cancer therapy-related cardiac dysfunction | 肿瘤治疗相关心功能不全 |
| CTR-CVT | cancer therapy-related-cardiovascular toxicity | 肿瘤治疗相关心血管毒性 |
| DAPT | dual antiplatelet therapy | 双联抗血小板治疗 |
| DEX | dexrazoxane | 右雷佐生(右丙亚胺) |
| DIC | disseminated intravascular coagulation | 弥散性血管内凝血 |

| 英文缩略词 | 英文全称 | 中文名称 |
|---|---|---|
| EGFR | epidermal growth factor receptor | 表皮生长因子受体 |
| FFR | fractional flow reserve | 血流储备分数 |
| GDMT | guideline-directed medical therapy | 指南指导的药物治疗 |
| GLS | global longitudinal strain | 整体纵向应变 |
| HbA1c | glycated hemoglobin A1c | 糖化血红蛋白A1c |
| HDL-C | high-density lipoprotein cholesterol | 高密度脂蛋白胆固醇 |
| HER2 | human epidermal growth factor receptor 2 | 人表皮生长因子受体2 |
| HFpEF | heart failure with preserved ejection fraction | 射血分数保留心衰 |
| HSCT | hematopoietic stem cell transplantation | 造血干细胞移植 |
| ICIs | immune checkpoint inhibitors | 免疫检查点抑制剂 |
| LDL-C | low-density lipoprotein cholesterol | 低密度脂蛋白胆固醇 |
| LVEF | left ventricular ejection fraction | 左室射血分数 |
| MDT to HIM | multiple discipline team to holistic integrative management | 多学科团队整合管理 |
| NO | nitric oxide | 一氧化氮 |
| NOAC | non-vitamin K antagonist oral anticoagulants | 非维生素K拮抗剂口服抗凝药 |
| NSTEMI | non-ST-segment elevation myocardial infarction | 非ST段抬高型心肌梗死 |
| PAD | peripheral arterial disease | 周围动脉疾病 |
| PCI | percutaneous coronary intervention | 经皮冠状动脉介入治疗 |
| PCSK9 | proprotein convertase subtilisin/kexin type 9 | 前蛋白转化酶枯草溶菌素9型 |

| 英文缩略词 | 英文全称 | 中文名称 |
|---|---|---|
| PD-L1 | programmed death ligand 1 | 程序性细胞死亡蛋白配体1 |
| PI | proteasome inhibitor | 蛋白酶体抑制剂 |
| PTP | pretest probability | 验前概率 |
| STEMI | ST-segment elevation myocardial infarction | ST段抬高型心肌梗死 |
| QTc | corrected QT interval | 校正的QT间期 |
| SGLT-2 | sodium-glucose cotransporter-2 | 钠-葡萄糖共转运蛋白2 |
| TEE | transesophageal echocardiography | 经食管超声心动图 |
| TIL | tumor infiltrating lymphocyte | 肿瘤浸润淋巴细胞 |
| TKIs | tyrosine kinase inhibitors | 酪氨酸激酶抑制剂 |
| TTE | transthoracic echocardiography | 经胸超声心动图 |
| VEGF | vascular endothelial-derived growth factor | 血管内皮生长因子 |
| VEGFR | vascular endothelial-derived growth factor receptor | 血管内皮生长因子受体 |
| VHD | valvular heart disease | 心脏瓣膜病 |
| VTE | venous thromboembolism | 静脉血栓栓塞 |
| UA | unstable angina | 不稳定型心绞痛 |

心血管保护

附录

## 参考文献

1. Stoppel W L，Kaplan D L，Black L D. Electrical and mechanical stimulation of cardiac cells and tissue constructs. Adv Drug Deliv Rev，2016，96：135-155.

2. Belloum Y，Rannou-Bekono F，Favier F B. Cancer-induced cardiac cachexia：Pathogenesis and impact of physical activity（Review）. Oncol Rep，2017，37（5）：2543-2552.

3. Henriksen P A. Anthracycline cardiotoxicity：an update on mechanisms，monitoring and prevention. Heart，2018，104（12）：971-977.

4. Saleh Y，Abdelkarim O，Herzallah K，et al. Anthracycline-induced cardiotoxicity：mechanisms of action，incidence，risk factors，prevention，and treatment. Heart Fail Rev，2021，26（5）：1159-1173.

5. Vejpongsa P，Yeh E T. Prevention of anthracycline-induced cardiotoxicity：challenges and opportunities. J Am Coll Cardiol，2014，64（9）：938-945.

6. Kadowaki H，Akazawa H，Ishida J，et al. Cancer Therapeutics-Related Cardiac Dysfunction　–　Insights From

Bench and Bedside of Onco-Cardiology. Circ J, 2020, 84 (9): 1446-1453.

7. Cote G M, Sawyer D B, Chabner B A. ERBB2 inhibition and heart failure. N Engl J Med, 2012, 367 (22): 2150-2153.

8. Gordon L I, Burke M A, Singh A T, et al. Blockade of the erbB2 receptor induces cardiomyocyte death through mito-chondrial and reactive oxygen species-dependent pathways. J Biol Chem, 2009, 284 (4): 2080-2087.

9. Glen C, Tan Y Y, Waterston A, et al. Mechanistic and Clinical Overview Cardiovascular Toxicity of BRAF and MEK Inhibitors: JACC: CardioOncology State-of-the-Art Review. JACC CardioOncol, 2022, 4 (1): 1-18.

10. Iqubal A, Iqubal M K, Sharma S, et al. Molecular mech-anism involved in cyclophosphamide-induced cardiotox-icity: Old drug with a new vision. Life Sci, 2019, 218: 112-131.

11. Tocchetti C G, Gallucci G, Coppola C, et al. The emerg-ing issue of cardiac dysfunction induced by antineoplastic angiogenesis inhibitors. Eur J Heart Fail, 2013, 15 (5):

482-489.

12. Woitek F, Zentilin L, Hoffman N E, et al. Intracoronary Cytoprotective Gene Therapy: A Study of VEGF-B167 in a Pre-Clinical Animal Model of Dilated Cardiomyopathy. J Am Coll Cardiol, 2015, 66 (2): 139-153.

13. Truitt R, Mu A, Corbin E A, et al. Increased Afterload Augments Sunitinib-Induced Cardiotoxicity in an Engineered Cardiac Microtissue Model. JACC Basic Transl Sci, 2018, 3 (2): 265-276.

14. Bouitbir J, Alshaikhali A, Panajatovic M V, et al. Mitochondrial oxidative stress plays a critical role in the cardiotoxicity of sunitinib: Running title: Sunitinib and oxidative stress in hearts. Toxicology, 2019, 426: 152281.

15. Dobbin S J H, Petrie M C, Myles R C, et al. Cardiotoxic effects of angiogenesis inhibitors. Clin Sci (Lond), 2021, 135 (1): 71-100.

16. Piper-Vallillo A J, Costa D B, Sabe M A, et al. Heart Failure Associated With the Epidermal Growth Factor Receptor Inhibitor Osimertinib. JACC CardioOncol, 2020, 2 (1): 119-122.

17.Hahn V S, Zhang K W, Sun L, et al. Heart Failure With Targeted Cancer Therapies: Mechanisms and Cardioprotection. Circ Res, 2021, 128 (10): 1576-1593.

18.Touyz R M, Herrmann J. Cardiotoxicity with vascular endothelial growth factor inhibitor therapy. NPJ Precis Oncol, 2018, 2: 13.

19. Balanescu D V, Bloomingdale R, Donisan T, et al. Mechanisms of Myocardial Ischemia in Cancer Patients: A State-of-the-Art Review of Obstructive Versus Non-Obstructive Causes. Rev Cardiovasc Med, 2022, 23 (7): 227.

20.Fenning S J, Newby D E, Toumpanakis C, et al. Coronary artery spasm secondary to carcinoid syndrome. QJM, 2016, 109 (7): 483-484.

21. Virizuela J A, García A M, De Las Peñas R, et al. SEOM clinical guidelines on cardiovascular toxicity (2018) . Clin Transl Oncol, 2019, 21 (1): 94-105.

22.Nykl R, Fischer O, Vykoupil K, et al. A unique reason for coronary spasm causing temporary ST elevation myocardial infarction (inferior STEMI) − systemic inflammatory response syndrome after use of pembrolizumab. Arch Med Sci Atheroscler Dis, 2017, 2: e100-e102.

23. Giza D E, Boccalandro F, Lopez-Mattei J, et al. Ischemic Heart Disease: Special Considerations in Cardio-Oncology. Current treatment options in cardiovascular medicine, 2017, 19 (5): 37.

24. Badescu M C, Badulescu O V, Scripcariu D V, et al. Myocardial Ischemia Related to Common Cancer Therapy-Prevention Insights. Life (Basel), 2022, 12 (7).

25. Kirresh A, White L, Mitchell A, et al. Radiation-induced coronary artery disease: a difficult clinical conundrum. Clin Med (Lond), 2022, 22 (3): 251-256.

26. Paris S, Tarantini L, Navazio A, et al. Cardio-oncology: the new frontier of clinical and preventive cardiology. Monaldi Arch Chest Dis, 2020, 90 (2).

27. Mrotzek S M, Lena A, Hadzibegovic S, et al. Assessment of coronary artery disease during hospitalization for cancer treatment. Clin Res Cardiol, 2021, 110 (2): 200-210.

28. Ferreira M, Pichon E, Carmier D, et al. Coronary Toxici-

ties of Anti-PD-1 and Anti-PD-L1 Immunotherapies: a Case Report and Review of the Literature and International Registries. Target Oncol., 2018, 13 (4): 509-515.

29. Vuong J T, Stein-Merlob A F, Nayeri A, et al. Immune Checkpoint Therapies and Atherosclerosis: Mechanisms and Clinical Implications: JACC State-of-the-Art Review. J Am Coll Cardiol, 2022, 79 (6): 577-593.

30. Poels K, Van Leent M M T, Boutros C, et al. Immune Checkpoint Inhibitor Therapy Aggravates T Cell-Driven Plaque Inflammation in Atherosclerosis. JACC CardioOncol, 2020, 2 (4): 599-610.

31. Poels K, Neppelenbroek S I M, Kersten M J, et al. Immune checkpoint inhibitor treatment and atherosclerotic cardiovascular disease: an emerging clinical problem. J Immunother Cancer, 2021, 9 (6).

32. Palaskas N, Lopez-Mattei J, Durand J B, et al. Immune Checkpoint Inhibitor Myocarditis: Pathophysiological Characteristics, Diagnosis, and Treatment. JAHA, 2020, 9 (2): e013757.

33. Zou W, Lu J, Hao Y. Myocarditis Induced by Immune

Checkpoint Inhibitors: Mechanisms and Therapeutic Prospects. J Inflamm Res, 2021, 14: 3077-3088.

34. Tsuruda T, Yoshikawa N, Kai M, et al. The Cytokine Expression in Patients with Cardiac Complication after Immune Checkpoint Inhibitor Therapy. Intern Med, 2021, 60 (3): 423-429.

35. Slawinski G, Wrona A, Dabrowska-Kugacka A, et al. Immune Checkpoint Inhibitors and Cardiac Toxicity in Patients Treated for Non-Small Lung Cancer: A Review. Int J Mol Sci, 2020, 21 (19).

36. Barbar T, Jaffer Sathick I. Tumor Lysis Syndrome. Adv Chronic Kidney Dis, 2021, 28 (5): 438-446.e431.

37. Gangani K, Fong H K, Faisaluddin M, et al. Arrhythmia in tumor lysis syndrome and associated in-hospital mortality: A nationwide inpatient analysis. J Arrhythm, 2021, 37 (1): 121-127.

38. Chang H M, Okwuosa T M, Scarabelli T, et al. Cardiovascular Complications of Cancer Therapy: Best Practices in Diagnosis, Prevention, and Management: Part 2. J Am Coll Cardiol, 2017, 70 (20): 2552-2565.

39. López-Fernández T, Martín-García A, Roldán Rabadán I, et al. Atrial Fibrillation in Active Journal of arrhythmiaCancer Patients: Expert Position Paper and Recommendations. Rev Esp Cardiol (Engl Ed), 2019, 72 (9): 749-759.

40. Yang X, Li X, Yuan M, et al. Anticancer Therapy-Induced Atrial Fibrillation: Electrophysiology and Related Mechanisms. Front Pharmacol, 2018, 9: 1058.

41. Tufano A, Galderisi M, Esposito L, et al. Anticancer Drug-Related Nonvalvular Atrial Fibrillation: Challenges in Management and Antithrombotic Strategies. Semin Thromb Hemos, 2018, 44 (4): 388-396.

42. Tamargo J, Caballero R, Delpón E. Cancer chemotherapy and cardiac arrhythmias: a review. Drug Saf, 2015, 38 (2): 129-152.

43. Yuan M, Tse G, Zhang Z, et al. The incidence of atrial fibrillation with trastuzumab treatment: A systematic review and meta-analysis. Cardiovasc Ther, 2018, 36 (6): e12475.

44. Chu T F, Rupnick M A, Kerkela R, et al. Cardiotoxicity

associated with tyrosine kinase inhibitor sunitinib. Lancet, 2007, 370 (9604): 2011-2019.

45. Kawabata M, Umemoto N, Shimada Y, et al. Downregulation of stanniocalcin 1 is responsible for sorafenib-induced cardiotoxicity. Toxicol Sci, 2015, 143 (2): 374-384.

46. Ganatra S, Sharma A, Shah S, et al. Ibrutinib-Associated Atrial Fibrillation. JACC Clin Electrophysiol, 2018, 4 (12): 1491-1500.

47. Xiao L, Salem J E, Clauss S, et al. Ibrutinib-Mediated Atrial Fibrillation Attributable to Inhibition of C-Terminal Src Kinase. Circulation, 2020, 142 (25): 2443-2455.

48. Yang X, An N, Zhong C, et al. Enhanced cardiomyocyte reactive oxygen species signaling promotes ibrutinib-induced atrial fibrillation. Redox Biol, 2020, 30: 101432.

49. Herrmann J. Adverse cardiac effects of cancer therapies: cardiotoxicity and arrhythmia. Nat Rev Cardiol, 2020, 17 (8): 474-502.

50. Mir H, Alhussein M, Alrashidi S, et al. Cardiac Compli-

cations Associated With Checkpoint Inhibition: A Systematic Review of the Literature in an Important Emerging Area. Can J Cardiol, 2018, 34 (8): 1059-1068.

51. Van Dorst D C H, Dobbin S J H, Neves K B, et al. Hypertension and Prohypertensive Antineoplastic Therapies in Cancer Patients. Circ Res, 2021, 128 (7): 1040-1061.

52. Lankhorst S, Saleh L, Danser A J, et al. Etiology of angiogenesis inhibition - related hypertension. Curr Opin Pharmacol, 2015, 21: 7-13.

53. Timmers H J, Wieling W, Karemaker J M, et al. Baroreflex failure: a neglected type of secondary hypertension. Neth J Med, 2004, 62 (5): 151-155.

54. Barazzuol L, Coppes R P, Van Luijk P. Prevention and treatment of radiotherapy -induced side effects. Mol Oncol, 2020, 14 (7): 1538-1554.

55. Maki-Petaja K M, Mcgeoch A, Yang L L, et al. Mechanisms Underlying Vascular Endothelial Growth Factor Receptor Inhibition - Induced Hypertension: The HYPAZ Trial. Hypertension, 2021, 77 (5): 1591-1599.

56. Pandey A K, Singhi E K, Arroyo J P, et al. Mechanisms of VEGF (Vascular Endothelial Growth Factor) Inhibitor-Associated Hypertension and Vascular Disease. Hypertension, 2018, 71 (2): e1-e8.

57. Dong Z C, Wu M M, Zhang Y L, et al. The vascular endothelial growth factor trap aflibercept induces vascular dysfunction and hypertension via attenuation of eNOS/NO signaling in mice. Acta Pharmacol Sin, 2021, 42 (9): 1437-1448.

58. Liang C, Zhu D, Xia W, et al. Inhibition of YAP by lenvatinib in endothelial cells increases blood pressure through ferroptosis. Biochim Biophys Acta Mol Basis Dis, 2023, 1869 (1): 166586.

59. Kidoguchi S, Sugano N, Tokudome G, et al. New Concept of Onco-Hypertension and Future Perspectives. Hypertension, 2021, 77 (1): 16-27.

60. Wang Y, Kuhajda F P, Li J N, et al. Fatty acid synthase (FAS) expression in human breast cancer cell culture supernatants and in breast cancer patients. Cancer Lett, 2001, 167 (1): 99-104.

61. Notarnicola M, Altomare D F, Calvani M, et al. Fatty acid synthase hyperactivation in human colorectal cancer: relationship with tumor side and sex. Oncology, 2006, 71 (5-6): 327-332.

62. Cruz M D, Wali R K, Bianchi L K, et al. Colonic mucosal fatty acid synthase as an early biomarker for colorectal neoplasia: modulation by obesity and gender. Cancer Epidemiol Biomarkers Prev, 2014, 23 (11): 2413-2421.

63. Long Q Q, Yi Y X, Qiu J, et al. Fatty acid synthase (FASN) levels in serum of colorectal cancer patients: correlation with clinical outcomes. Tumour Biol, 2014, 35 (4): 3855-3859.

64. Nomura D K, Cravatt B F. Lipid metabolism in cancer. Biochim Biophys Acta, 2013, 1831 (10): 1497-1498.

65. Jeon T I, Osborne T F. SREBPs: metabolic integrators in physiology and metabolism. Trends Endocrinol Metab, 2012, 23 (2): 65-72.

66. Smith B, Land H. Anticancer activity of the cholesterol exporter ABCA1 gene. Cell Rep, 2012, 2 (3): 580-590.

67. Vogel C L, Johnston M A, Capers C, et al. Toremifene

for breast cancer：a review of 20 years of data. Clin Breast Cancer, 2014, 14 (1)：1-9.

68. Garg R, Angus E, Fincher S. Capecitabine-induced severe hypertriglyceridaemia and diabetes：a case report and review of the literature. Diabet Med, 2009, 26 (12)：1308-1309.

69. 中国抗癌协会整合肿瘤心脏病学分会专家组. 恶性肿瘤患者血脂管理中国专家共识. 中华肿瘤杂志, 2021, 43 (10)：1043-1053.

70. Mcgee K, Stone N J, Wadhwani S, et al. A possible mechanism of hyperlipidemia in a patient with metastatic non-small cell lung cancer on lorlatinib therapy. J Oncol Pharm Pract, 2021, 27 (8)：2010-2013.

71. Grover S P, Hisada Y M, Kasthuri R S, et al. Cancer Therapy-Associated Thrombosis. Arterioscler Thromb Vasc Biol, 2021, 41 (4)：1291-1305.

72. Khorana A A, Cohen A T, Carrier M, et al. Prevention of venous thromboembolism in ambulatory patients with cancer. ESMO Open, 2020, 5 (6)：e000948.

73. Valent P, Hadzijusufovic E, Schernthaner G H, et al.

Vascular safety issues in CML patients treated with BCR/ABL1 kinase inhibitors. Blood, 2015, 125 (6): 901-906.

74. Campia U. Vascular effects of cancer treatments. Vasc Med, 2020, 25 (3): 226-234.

75. Gujral D M, Lloyd G, Bhattacharyya S. Radiation-induced valvular heart disease. Heart, 2016, 102 (4): 269-276.

76. Wang H, Wei J, Zheng Q, et al. Radiation-induced heart disease: a review of classification, mechanism and prevention. Int J Biol Sci, 2019, 15 (10): 2128-2138.

77. Price L C, Seckl M J, Dorfmuller P, et al. Tumoral pulmonary hypertension. Eur Respir Rev, 2019, 28 (151): 1800165.

78. Ala C K, Klein A L, Moslehi J J. Cancer Treatment-Associated Pericardial Disease: Epidemiology, Clinical Presentation, Diagnosis, and Management. Curr Cardiol Rep, 2019, 21 (12): 156.

79. Breccia M, Alimena G. Pleural/pericardic effusions during dasatinib treatment: incidence, management and

risk factors associated to their development. Expert Opin Drug Saf, 2010, 9（5）：713-721.

80.Wattal S, Rao M S, Chandra G N, et al. Dasatinib Induced Cardiac Tamponade-A Rare Association.J Clin Diagn Res, 2017, 11（2）：Fd03-fd04.

81.De Almeida D V P, Gomes J R, Haddad F J, et al. Immune-mediated Pericarditis With Pericardial Tamponade During Nivolumab Therapy. J Immunother, 2018, 41（7）：329-331.

82.Yun S, Vincelette N D, Mansour I, et al. Late onset ipilimumab-induced pericarditis and pericardial effusion： a rare but life threatening complication. Case Rep Oncol Med, 2015, 2015：794842.

83.Salem J E, Manouchehri A, Moey M, et al. Cardiovascular toxicities associated with immune checkpoint inhibitors： an observational, retrospective, pharmacovigilance study. Lancet Oncol, 2018, 19（12）：1579-1589.

84.Altan M, Toki M I, Gettinger S N, et al. Immune Checkpoint Inhibitor-Associated Pericarditis. J Thorac Oncol,

2019，14（6）：1102-1108.

85. 中华医学会超声医学分会超声心动图学组，中国医师协会心血管分会超声心动图专业委员会，中国抗癌协会整合肿瘤心脏病学分会，等. 抗肿瘤治疗心血管损害超声心动图检查专家共识. 中华超声影像学杂志，2020，29（4）：277-288.

86. Anqi Y，Yu Z，Mingjun X，et al. Use of echocardiography to monitor myocardial damage during anthracycline chemotherapy. Echocardiography，2019，36（3）：495-502.

87. Liang H Z，Zhao H，Gao J，et al. Epirubicin-induced Kounis syndrome. BMC Cardiovasc Disord，2021，21（1）：133.

88. Kounis N G，Soufras G D，Tsigkas G，et al. Adverse cardiac events to monoclonal antibodies used for cancer therapy：The risk of Kounis syndrome. Oncoimmunology，2014，3：e27987.

89. Wang B，Sethwala A，Gurvitch R. Type 1 Kounis syndrome after paclitaxel infusion in a patient treated for lung adenocarcinoma. Intern Med J，2021，51（3）：448-

449.

90. Kounis N G，Koniari I，Plotas P，et al. Emergence，development，and future of cardio-oncology in China：cardiohypersensitivity，cardiotoxicity and the Kounis syndrome. Chin Med J（Engl），2019，132（6）：753-754.

91. 中华医学会心血管病学分会介入心脏病学组，中华医学会心血管病学分会动脉粥样硬化与冠心病学组，中国医师协会心血管内科医师分会血栓防治专业委员会，等. 稳定性冠心病诊断与治疗指南. 中华心血管病杂志，2018，46（9）：680-694.

92. Knuuti J，Wijns W，Saraste A，et al. 2019 ESC Guidelines for the diagnosis and management of chronic coronary syndromes. Eur Heart J，2020，41（3）：407-477.

93. Thygesen K，Alpert J S，Jaffe A S，et al. Fourth Universal Definition of Myocardial Infarction（2018）. Circulation，2018，138（20）：e618-e651.

94. 中国抗癌协会整合肿瘤心脏病学分会，中华医学会心血管病学分会肿瘤心脏病学学组，中国医师协会心血管内科医师分会肿瘤心脏病学专业委员会，等. 免疫检查点抑制剂相关心肌炎监测与管理中国专家共识（2020

版）.中国肿瘤临床, 2020, 47（20）: 1027-1038.

95.Friedrich M G, Sechtem U, Schulz-Menger J, et al. Cardiovascular magnetic resonance in myocarditis: A JACC White Paper. J Am Coll Cardiol, 2009, 53（17）: 1475-1487.

96.Zeppenfeld K, Tfelt-Hansen J, De Riva M, et al. 2022 ESC Guidelines for the management of patients with ventricular arrhythmias and the prevention of sudden cardiac death. Eur Heart J, 2022, 43（40）: 3997-4126.

97.Al-Khatib S M, Stevenson W G, Ackerman M J, et al. 2017 AHA/ACC/HRS guideline for management of patients with ventricular arrhythmias and the prevention of sudden cardiac death: A Report of the American College of Cardiology/American Heart Association Task Force on Clinical Practice Guidelines and the Heart Rhythm Society. Heart Rhythm, 2018, 15（10）: e73-e189.

98.Chuquin D, Abbate A, Bottinor W. Hypertension in Cancer Survivors: A Review of the Literature and Suggested Approach to Diagnosis and Treatment. J Cardiovasc Pharmacol, 2022, 80（4）: 522-530.

99. 中华医学会内分泌学分会肾上腺学组. 原发性醛固酮增多症诊断治疗的专家共识. 中华内分泌代谢杂志, 2016, 32（03）: 188-195.

100. O'toole D, Grossman A, Gross D, et al. ENETS Consensus Guidelines for the Standards of Care in Neuroendocrine Tumors: biochemical markers. Neuroendocrinology, 2009, 90（2）: 194-202.

101. Gabriel M, Decristoforo C, Kendler D, et al. 68Ga-DOTA-Tyr3-octreotide PET in neuroendocrine tumors: comparison with somatostatin receptor scintigraphy and CT. J Nucl Med, 2007, 48（4）: 508-518.

102. 中国血脂管理指南修订联合专家委员会. 中国血脂管理指南（2023年）. 中华心血管病杂志, 2023, 38（3）: 237-271.

103. Konstantinides S V, Meyer G, Becattini C, et al. 2019 ESC Guidelines for the diagnosis and management of acute pulmonary embolism developed in collaboration with the European Respiratory Society（ERS）. Eur Heart J, 2020, 41（4）: 543-603.

104. Armstrong G T, Plana J C, Zhang N, et al. Screening

adult survivors of childhood cancer for cardiomyopathy: comparison of echocardiography and cardiac magnetic resonance imaging. J Clin Oncol, 2012, 30（23）: 2876-2884.

105. Hooks M, Okasha O, Velangi P S, et al. Left ventricular thrombus on cardiovascular magnetic resonance imaging in non-ischaemic cardiomyopathy. Eur Heart J Cardiovasc Imaging, 2020: jeaa244.

106. Ragland M M, Tak T. The role of echocardiography in diagnosing space-occupying lesions of the heart. Clin Med Res, 2006, 4（1）: 22-32.

107. Campia U, Moslehi J J, Amiri-Kordestani L, et al. Cardio-Oncology: Vascular and Metabolic Perspectives: A Scientific Statement From the American Heart Association. Circulation, 2019, 139（13）: e579-e602.

108. 中华医学会呼吸病学分会肺栓塞与肺血管病学组, 中国医师协会呼吸医师分会肺栓塞与肺血管病工作委员会, 全国肺栓塞与肺血管病防治协作组, 等. 中国肺动脉高压诊断与治疗指南（2021版）. 中华医学杂志, 2021, 101（1）: 11-51.

109.Sogaard K K, Farkas D K, Ehrenstein V, et al. Pericar-
diti as a Marker of Occult Cancer and a Prognostic Fac-
tor for Cancer Mortality. Circulation, 2017, 136 (11):
996-1006.

110.Adler Y, Charron P, Imazio M, et al. 2015 ESC Guide-
lines for the diagnosis and management of pericardial dis-
eases: The Task Force for the Diagnosis and Manage-
ment of Pericardial Diseases of the European Society of
Cardiology (ESC) Endorsed by: The European Associ-
ation for Cardio-Thoracic Surgery (EACTS). Eur
Heart J, 2015, 36 (42): 2921-2964.

111.Cremer P C, Kumar A, Kontzias A, et al. Complicated
Pericarditis: Understanding Risk Factors and Patho-
physiology to Inform Imaging and Treatment. J Am Coll
Cardiol, 2016, 68 (21): 2311-2328.

112.Visseren F L J, Mach F, Smulders Y M, et al. 2021
ESC Guidelines on cardiovascular disease prevention in
clinical practice. Eur Heart J, 2021, 42 (34): 3227-
3337.

113.Beavers C J, Rodgers J E, Bagnola A J, et al. Cardio-

Oncology Drug Interactions: A Scientific Statement From the American Heart Association. Circulation, 2022, 145 (15): e811-e838.

114. Cardinale D, Colombo A, Lamantia G, et al. Anthracycline-induced cardiomyopathy: clinical relevance and response to pharmacologic therapy. J Am Coll Cardiol, 2010, 55 (3): 213-220.

115. Shen Y, Zhang H, Ni Y, et al. Tripartite motif 25 ameliorates doxorubicin-induced cardiotoxicity by degrading p85alpha. Cell Death Dis, 2022, 13 (7): 643.

116. Shen Y, Zhang H, Zhang Q, et al. Right Ventricular Ejection Fraction Assessed by Three-Dimensional Echocardiography Is Associated with Long-Term Adverse Clinical Cardiac Events in Patients with Anthracycline-Induced Cardiotoxicity. J Am Soc Echocardiogr, 2022, 35 (6): 600-608 e603.

117. Zhao R, Shu F, Zhang C, et al. Early Detection and Prediction of Anthracycline-Induced Right Ventricular Cardiotoxicity by 3-Dimensional Echocardiography. JACC CardioOncol, 2020, 2 (1): 13-22.

118. Zamorano J L, Lancellotti P, Rodriguez Munoz D, et al. 2016 ESC Position Paper on cancer treatments and cardiovascular toxicity developed under the auspices of the ESC Committee for Practice Guidelines: The Task Force for cancer treatments and cardiovascular toxicity of the European Society of Cardiology (ESC). Eur Heart J, 2016, 37 (36): 2768-2801.

119. Yamaguchi N, Fujii T, Aoi S, et al. Comparison of cardiac events associated with liposomal doxorubicin, epirubicin and doxorubicin in breast cancer: a Bayesian network meta-analysis. Eur J Cancer, 2015, 51 (16): 2314-2320.

120. Hu W, Lv K, Teng R, et al. Pegylated Liposomal Doxorubicin Versus Epirubicin as Adjuvant Therapy for Stage I-III Breast Cancer. Front Genet, 2021, 12: 746114.

121. Zhou D, Li L, Bao C, et al. Replacement of conventional doxorubicin by pegylated liposomal doxorubicin in standard RCHOP chemotherapy for elderly diffuse large B-Cell lymphoma: a retrospective study in China. Int J Clin Exp Med, 2015, 8 (12): 22497-22502.

122.Huang P, Huang J H, Zheng Y B, et al. Cardiac Safety in Breast Cancer Patients Receiving Pegylated Liposome Doxorubicin Sequential Anti-HER2 Monoclonal Antibody Therapy. Front Pharmacol, 2022, 13: 883600.

123.Curigliano G, Lenihan D, Fradley M, et al. Management of cardiac disease in cancer patients throughout oncological treatment: ESMO consensus recommendations. Ann Oncol, 2020, 31 (2): 171-190.

124.Macedo A V S, Hajjar L A, Lyon A R, et al. Efficacy of Dexrazoxane in Preventing Anthracycline Cardiotoxicity in Breast Cancer. JACC CardioOncol, 2019, 1 (1): 68-79.

125.De Baat E C, Mulder R L, Armenian S, et al. Dexrazoxane for preventing or reducing cardiotoxicity in adults and children with cancer receiving anthracyclines. Cochrane Database Syst Rev, 2022, 9 (9): CD014638.

126.Agency E M. Savene: EPAR—Product Information (Internet) 2008 (updated 2019).

127.Caspani F, Tralongo A C, Campiotti L, et al. Prevention of anthracycline-induced cardiotoxicity: a systematic review and meta-analysis. Intern Emerg Med, 2021, 16（2）：477-486.

128.Huang S, Zhao Q, Yang Z G, et al. Protective role of beta-blockers in chemotherapy-induced cardiotoxicity- a systematic review and meta-analysis of carvedilol. Heart Fail Rev, 2019, 24（3）：325-333.

129.Vaduganathan M, Hirji S A, Qamar A, et al. Efficacy of Neurohormonal Therapies in Preventing Cardiotoxici- ty in Patients with Cancer Undergoing Chemotherapy. JACC CardioOncol, 2019, 1（1）：54-65.

130.Li X, Li Y, Zhang T, et al. Role of cardioprotective agents on chemotherapy-induced heart failure： A sys- tematic review and network meta-analysis of randomized controlled trials. Pharmacol Res, 2020, 151：104577.

131.Fang K, Zhang Y, Liu W, et al. Effects of angiotensin- converting enzyme inhibitor/angiotensin receptor block- er use on cancer therapy-related cardiac dysfunction： a meta-analysis of randomized controlled trials. Heart Fail Rev, 2021, 26（1）：101-109.

132.Boutagy N E, Feher A, Pfau D, et al. Dual Angiotensin

Receptor-Neprilysin Inhibition With Sacubitril/Valsartan Attenuates Systolic Dysfunction in Experimental Doxorubicin-Induced Cardiotoxicity. JACC CardioOncol, 2020, 2 (5): 774-787.

133.Sheppard C E, Anwar M. The use of sacubitril/valsartan in anthracycline-induced cardiomyopathy: A mini case series. J Oncol Pharm Pract, 2019, 25 (5): 1231-1234.

134.Acar Z, Kale A, Turgut M, et al. Efficiency of atorvastatin in the protection of anthracycline-induced cardiomyopathy. J Am Coll Cardiol, 2011, 58 (9): 988-989.

135.Nabati M, Janbabai G, Esmailian J, et al. Effect of Rosuvastatin in Preventing Chemotherapy-Induced Cardiotoxicity in Women With Breast Cancer: A Randomized, Single-Blind, Placebo-Controlled Trial. J Cardiovasc Pharmacol Ther, 2019, 24 (3): 233-241.

136.Chotenimitkhun R, D'agostino R, Jr., Lawrence JA, et al. Chronic statin administration may attenuate early anthracycline-associated declines in left ventricular ejection function. The Canadian journal of cardiology, 2015, 31（3）: 302-307.

137.Seicean S, Seicean A, Plana JC, et al. Effect of statin therapy on the risk for incident heart failure in patients with breast cancer receiving anthracycline chemotherapy: an observational clinical cohort study. J Am Coll Cardiol, 2012, 60（23）: 2384-2390.

138.Abdel-Qadir H, Bobrowski D, Zhou L, et al. Statin Exposure and Risk of Heart Failure After Anthracycline - or Trastuzumab-Based Chemotherapy for Early Breast Cancer: A Propensity ScoreMatched Cohort Study. JAHA, 2021, 10（2）: e018393.

139.Obasi M, Abovich A, Vo J B, et al. Statins to mitigate cardiotoxicity in cancer patients treated with anthracyclines and/or trastuzumab: a systematic review and meta-analysis. Cancer Causes Control, 2021, 32（12）: 1395-1405.

140.Gongora C A, Drobni Z D, Quinaglia Araujo Costa Silva T, et al. Sodium-Glucose Co-Transporter-2 Inhibitors and Cardiac Outcomes Among Patients Treated With Anthracyclines. JACC Heart Fail, 2022, 10 (8): 559-567.

141. Mcdonagh T A, Metra M, Adamo M, et al. 2021 ESC Guidelines for the diagnosis and treatment of acute and chronic heart failure. Eur Heart J, 2021, 42 (36): 3599-3726.

142. Shiga T, Hiraide M. Cardiotoxicities of 5-Fluorouracil and Other Fluoropyrimidines. Curr Treat Options Oncol, 2020, 21 (4): 27.

143. 中国心血管病风险评估和管理指南编写联合委员会. 中国心血管病风险评估和管理指南. 中华预防医学杂志, 2019, (1): 13-35.

144. Martel S, Maurer C, Lambertini M, et al. Breast cancer treatment-induced cardiotoxicity. Expert Opin Drug Saf, 2017, 16 (9): 1021-1038.

145. Tan-Chiu E, Yothers G, Romond E, et al. Assessment of cardiac dysfunction in a randomized trial comparing doxorubicin and cyclophosphamide followed by paclitaxel, with or without trastuzumab as adjuvant therapy in node-positive, human epidermal growth factor receptor

2-overexpressing breast cancer: NSABP B-31. J Clin Oncol, 2005, 23 (31): 7811-7819.

146.De Azambuja E, Ponde N, Procter M, et al. A pooled analysis of the cardiac events in the trastuzumab adjuvant trials. Breast Cancer Res Treat, 2020, 179 (1): 161-171.

147.Eiger D, Ponde N F, Agbor-Tarh D, et al. Long-term cardiac outcomes of patients with HER2-positive breast cancer treated in the adjuvant lapatinib and/or trastuzumab Treatment Optimization Trial. Br J Cancer, 2020, 122 (10): 1453-1460.

148.胡月珍.曲妥珠单抗与蒽环类药物不同联合治疗方案对乳腺癌的疗效及患者心脏功能的影响.实用癌症杂志, 2016, 31 (10): 1684-1686, 1690.

149.Piccart-Gebhart M J, Procter M, Leyland-Jones B, et al. Trastuzumab after adjuvant chemotherapy in HER2-positive breast cancer. N Engl J Med, 2005, 353 (16): 1659-1672.

150.Romond E H, Perez E A, Bryant J, et al. Trastuzumab plus adjuvant chemotherapy for operable HER2-positive breast cancer. N Engl J Med, 2005, 353（16）: 1673-1684.

151. Slamon D, Eiermann W, Robert N, et al. Adjuvant trastuzumab in HER2-positive breast cancer. N Engl J Med, 2011, 365（14）: 1273-1283.

152. Smith I, Procter M, Gelber R D, et al. 2-year follow-up of trastuzumab after adjuvant chemotherapy in HER2-positive breast cancer: a randomised controlled trial. Lancet, 2007, 369（9555）: 29-36.

153. Guglin M, Krischer J, Tamura R, et al. Randomized Trial of Lisinopril Versus Carvedilol to Prevent Trastuzumab Cardiotoxicity in Patients With Breast Cancer. J Am Coll Cardiol, 2019, 73（22）: 2859-2868.

154. Pituskin E, Mackey J R, Koshman S, et al. Multidisciplinary Approach to Novel Therapies in Cardio-Oncology Research（MANTICORE 101-Breast）: A Randomized Trial for the Prevention of Trastuzumab-Associated Cardiotoxicity. J Clin Oncol, 2017, 35（8）: 870-877.

155. Boekhout A H, Gietema J A, Milojkovic Kerklaan B, et al. Angiotensin II-Receptor Inhibition With Candesar-

tan to Prevent Trastuzumab-Related Cardiotoxic Effects in Patients With Early Breast Cancer: A Randomized Clinical Trial. JAMA Oncol, 2016, 2 (8): 1030-1037.

156. Calvillo-Arguelles O, Abdel-Qadir H, Michalowska M, et al. Cardioprotective Effect of Statins in Patients With HER2-Positive Breast Cancer Receiving Trastuzumab Therapy. Can J Cardiol, 2019, 35 (2): 153-159.

157.Lynce F, Barac A, Tan M T, et al. SAFE-HEaRt: Rationale and Design of a Pilot Study Investigating Cardiac Safety of HER2 Targeted Therapy in Patients with HER2-Positive Breast Cancer and Reduced Left Ventricular Function. Oncologist, 2017, 22 (5): 518-525.

158.Maitland M L, Bakris G L, Black H R, et al. Initial assessment, surveillance, and management of blood pressure in patients receiving vascular endothelial growth factor signaling pathway inhibitors. J Natl Cancer Inst, 2010, 102 (9): 596-604.

159. Steingart R M，Bakris G L，Chen H X，et al. Management of cardiac toxicity in patients receiving vascular endothelial growth factor signaling pathway inhibitors. Am Heart J，2012，163（2）：156-163.

160. Anand K，Ensor J，Trachtenberg B，et al. Osimertinib-Induced Cardiotoxicity：A Retrospective Review of the FDA Adverse Events Reporting System（FAERS）. JACC CardioOncol，2019，1（2）：172-178.

161. Shinomiya S，Kaira K，Yamaguchi O，et al. Osimertinib induced cardiomyopathy：A case report. Medicine（Baltimore），2020，99（39）：e22301.

162. 曹莹，俞森权，郑健，等. 贝伐珠单抗联合奥希替尼治疗晚期肺腺癌致心力衰竭1例. 中国肿瘤临床，2020，47（3）：161-162.

163. Ewer M S，Tekumalla S H，Walding A，et al. Cardiac Safety of Osimertinib：A Review of Data. J Clin Oncol，2021，39（4）：328-337.

164. Anand K，Ensor J. Cardiac Failure Because of Osimertinib. J Clin Oncol，2021，39（18）：2049-2050.

165. Guha A，Jain P，Fradley M G，et al. Cardiovascular ad-

verse events associated with BRAF versus BRAF/MEK inhibitor: Cross-sectional and longitudinal analysis using two large national registries. Cancer Med, 2021, 10 (12): 3862-3872.

166. Mincu R I, Mahabadi A A, Michel L, et al. Cardiovascular Adverse Events Associated With BRAF and MEK Inhibitors: A Systematic Review and Meta-analysis. JAMA network open, 2019, 2 (8): e198890.

167. Lyon A R, Dent S, Stanway S, et al. Baseline cardiovascular risk assessment in cancer patients scheduled to receive cardiotoxic cancer therapies: a position statement and new risk assessment tools from the Cardio-Oncology Study Group of the Heart Failure Association of the European Society of Cardiology in collaboration with the International Cardio-Oncology Society. Eur J Heart Fail, 2020, 22 (11): 1945-1960.

168. Welsh S J, Corrie P G. Management of BRAF and MEK inhibitor toxicities in patients with metastatic melanoma. Ther Adv Med Oncol, 2015, 7 (2): 122-136.

169. Santoni M, Occhipinti G, Romagnoli E, et al. Different

Cardiotoxicity of Palbociclib and Ribociclib in Breast Cancer: Gene Expression and Pharmacological Data Analyses, Biological Basis, and Therapeutic Implications. BioDrugs, 2019, 33（6）：613−620.

170. Im S A, Lu Y S, Bardia A, et al. Overall Survival with Ribociclib plus Endocrine Therapy in Breast Cancer. N Engl J Med, 2019, 381（4）：307−316.

171. Wang L, Wang W. Safety and efficacy of anaplastic lymphoma kinase tyrosine kinase inhibitors in nonsmall cell lung cancer（Review）. Oncol Rep, 2021, 45（1）：13−28.

172. Rao V U, Reeves D J, Chugh A R, et al. Clinical Approach to Cardiovascular Toxicity of Oral Antineoplastic Agents：JACC State−of−the−Art Review. J Am Coll Cardiol, 2021, 77（21）：2693−2716.

173. 周清，陆舜，李勇，等. 洛拉替尼特殊不良反应管理中国专家共识. 中国肺癌杂志，2022，25（8）：555−566.

174. Brown J R, Moslehi J, O'brien S, et al. Characterization of atrial fibrillation adverse events reported in ibruti-

nib randomized controlled registration trials. Haematologica, 2017, 102 (10): 1796-1805.

175. Löpez-Fernández T, Canales M, Farmakis D, et al. Ibrutinib-associated atrial fibrillation: a practical approach. Ann Hematol Oncol, 2018, 5 (4): 1203.

176. Abdel-Qadir H, Sabrie N, Leong D, et al. Cardiovascular Risk Associated With Ibrutinib Use in Chronic Lymphocytic Leukemia: A Population – Based Cohort Study. J Clin Oncol, 2021, 39 (31): 3453-3462.

177. Salem J E, Manouchehri A, Bretagne M, et al. Cardiovascular Toxicities Associated With Ibrutinib. J Am Coll Cardiol, 2019, 74 (13): 1667-1678.

178. Byrd J C, Hillmen P, Ghia P, et al. Acalabrutinib Versus Ibrutinib in Previously Treated Chronic Lymphocytic Leukemia: Results of the First Randomized Phase III Trial. J Clin Oncol, 2021, 39 (31): 3441-3452.

179. Tam C S, Opat S, D'sa S, et al. A randomized phase 3 trial of zanubrutinib vs ibrutinib in symptomatic Waldenstrom macroglobulinemia: the ASPEN study. Blood, 2020, 136 (18): 2038-2050.

180. Awan F T, Addison D, Alfraih F, et al. International consensus statement on the management of cardiovascu-lar risk of Bruton's tyrosine kinase inhibitors in CLL. Blood Adv, 2022, 6 (18): 5516-5525.

181. Visentin A, Deodato M, Mauro F R, et al. A scoring system to predict the risk of atrial fibrillation in chronic lymphocytic leukemia. Hematol Oncol, 2019, 37 (4): 508-512.

182. Svennberg E, Tjong F, Goette A, et al. How to use digi-tal devices to detect and manage arrhythmias: an EHRA practical guide. Europace, 2022, 24 (6): 979-1005.

183. Barber M C, Mauro M J, Moslehi J. Cardiovascular care of patients with chronic myeloid leukemia (CML) on ty-rosine kinase inhibitor (TKI) therapy. Hematology Am Soc Hematol Educ Program, 2017, 2017 (1): 110-114.

184. Li W, Croce K, Steensma D P, et al. Vascular and Met-abolic Implications of Novel Targeted Cancer Therapies: Focus on Kinase Inhibitors. J Am Coll Cardiol, 2015, 66 (10): 1160-1178.

185.Moslehi J J. Cardiovascular Toxic Effects of Targeted Cancer Therapies. N Engl J Med, 2016, 375 (15): 1457-1467.

186.Moslehi J J, Deininger M. Tyrosine Kinase Inhibitor-Associated Cardiovascular Toxicity in Chronic Myeloid Leukemia. J Clin Oncol, 2015, 33 (35): 4210-4218.

187.Buza V, Rajagopalan B, Curtis A B. Cancer Treatment-Induced Arrhythmias: Focus on Chemotherapy and Targeted Therapies. Circ Arrhythm Electrophysiol, 2017, 10 (8): e005443.

188.Weatherald J, Bondeelle L, Chaumais M C, et al. Pulmonary complications of Bcr-Abl tyrosine kinase inhibitors. Eur Respir J, 2020, 56 (4).

189.Herrmann J, Yang E H, Iliescu C A, et al. Vascular Toxicities of Cancer Therapies: The Old and the New ——An Evolving Avenue. Circulation, 2016, 133 (13): 1272-1289.

190.Singh A P, Umbarkar P, Tousif S, et al. Cardiotoxicity of the BCR-ABL1 tyrosine kinase inhibitors: Emphasis on ponatinib. Int J Cardiol, 2020, 316: 214-221.

191.中华医学会血液学分会.慢性髓性白血病中国诊断与治疗指南（2020年版）.中华血液学杂志，2020，（05）：353-364.

192.Chari A，Stewart A K，Russell S D，et al. Analysis of carfilzomib cardiovascular safety profile across relapsed and/or refractory multiple myeloma clinical trials. Blood Adv，2018，2（13）：1633-1644.

193.Waxman A J，Clasen S，Hwang W T，et al. Carfilzomib-Associated Cardiovascular Adverse Events：A Systematic Review and Meta-analysis. JAMA Oncol，2018，4（3）：e174519.

194.Zheng Y，Huang S，Xie B，et al. Cardiovascular Toxicity of Proteasome Inhibitors in Multiple Myeloma Therapy. Curr Probl Cardiol，2022，48（3）：101536.

195.Ramos-Casals M，Brahmer J R，Callahan M K，et al. Immune-related adverse events of checkpoint inhibitors. Nat Rev Dis Primers，2020，6（1）：38.

196.Song W，Zheng Y，Dong M，et al. Electrocardiographic Features of Immune Checkpoint Inhibitor-Associated Myocarditis. Curr Probl Cardiol，2023，48（2）：

101478.

197. Lehmann L H, Cautela J, Palaskas N, et al. Clinical Strategy for the Diagnosis and Treatment of Immune Checkpoint Inhibitor-Associated Myocarditis: A Narrative Review. JAMA Cardiol, 2021, 6 (11): 1329-1337.

198. Ganatra S, Carver J R, Hayek S S, et al. Chimeric Antigen Receptor T-Cell Therapy for Cancer and Heart: JACC Council Perspectives. J Am Coll Cardiol, 2019, 74 (25): 3153-3163.

199. Neelapu S S, Tummala S, Kebriaei P, et al. Chimeric antigen receptor T-cell therapy - assessment and management of toxicities. Nat Rev Clin Oncol, 2018, 15 (1): 47-62.

200. Alvi R M, Frigault M J, Fradley M G, et al. Cardiovascular Events Among Adults Treated With Chimeric Antigen Receptor T-Cells (CAR-T). J Am Coll Cardiol, 2019, 74 (25): 3099-3108.

201. Goldman A, Maor E, Bomze D, et al. Adverse Cardiovascular and Pulmonary Events Associated With Chime-

ric Antigen Receptor T-Cell Therapy. J Am Coll Cardiol, 2021, 78 (18): 1800-1813.

202. Lefebvre B, Kang Y, Smith A M, et al. Cardiovascular Effects of CAR T Cell Therapy: A Retrospective Study. JACC CardioOncol, 2020, 2 (2): 193-203.

203. Fradley M G, Damrongwatanasuk R, Chandrasekhar S, et al. Cardiovascular Toxicity and Mortality Associated With Adoptive Cell Therapy and Tumor-infiltrating Lymphocytes for Advanced Stage Melanoma. J Immunother, 2021, 44 (2): 86-89.

204. Okwuosa T M, Morgans A, Rhee J W, et al. Impact of Hormonal Therapies for Treatment of Hormone-Dependent Cancers (Breast and Prostate) on the Cardiovascular System: Effects and Modifications: A Scientific Statement From the American Heart Association. Circ Genom Precis Med, 2021, 14 (3): e000082.

205. Amir E, Seruga B, Niraula S, et al. Toxicity of adjuvant endocrine therapy in postmenopausal breast cancer patients: a systematic review and meta-analysis. J Natl Cancer Inst, 2011, 103 (17): 1299-1309.

206. Goldvaser H, Barnes T A, Seruga B, et al. Toxicity of Extended Adjuvant Therapy With Aromatase Inhibitors in Early Breast Cancer: A Systematic Review and Meta-analysis. J Natl Cancer Inst, 2018, 110 (1).

207. Baum M, Budzar A U, Cuzick J, et al. Anastrozole alone or in combination with tamoxifen versus tamoxifen alone for adjuvant treatment of postmenopausal women with early breast cancer: first results of the ATAC randomised trial. Lancet, 2002, 359 (9324): 2131-2139.

208. Breast International Group 1-98 Collaborative G, Thurlimann B, Keshaviah A, et al. A comparison of letrozole and tamoxifen in postmenopausal women with early breast cancer. N Engl J Med, 2005, 353 (26): 2747-2757.

209. Barber M, Nguyen L S, Wassermann J, et al. Cardiac arrhythmia considerations of hormone cancer therapies. Cardiovasc Res, 2019, 115 (5): 878-894.

210. The Atac (Arimidex TaOICTG. Anastrozole alone or in combination with tamoxifen versus tamoxifen alone for

adjuvant treatment of postmenopausal women with early breast cancer: first results of the ATAC randomised trial. Lancet, 2002, 359 (9324): 2131-2139.

211. Wang X, Zhu A, Wang J, et al. Steroidal aromatase inhibitors have a more favorable effect on lipid profiles than nonsteroidal aromatase inhibitors in postmenopausal women with early breast cancer: a prospective cohort study. Ther Adv Med Oncol, 2020, 12: 1758835920925991.

212. Zhu X, Wu S. Risk of hypertension in Cancer patients treated with Abiraterone: a meta-analysis. Clin Hypertens, 2019, 25: 5.

213. Salem J E, Nguyen L S, Moslehi J J, et al. Anticancer drug-induced life-threatening ventricular arrhythmias: a World Health Organization pharmacovigilance study. Eur Heart J, 2021, 42 (38): 3915-3928.

214. Hasegawa K, Ito H, Kaseno K, et al. Impact of Medical Castration on Malignant Arrhythmias in Patients With Prostate Cancer. JAHA, 2021, 10 (5): e017267.

215. Fradley M G, Beckie T M, Brown S A, et al. Recogni-

tion, Prevention, and Management of Arrhythmias and Autonomic Disorders in Cardio-Oncology: A Scientific Statement From the American Heart Association. Circulation, 2021, 144 (3): e41-e55.

216.Olsson H, Petri N, Erichsen L, et al. Effect of Degarelix, a Gonadotropin-Releasing Hormone Receptor Antagonist for the Treatment of Prostate Cancer, on Cardiac Repolarisation in a Randomised, Placebo and Active Comparator Controlled Thorough QT / QTc Trial in Healthy Men. Clin Drug Investig, 2017, 37 (9): 873-879.

217.Gagliardi G, Constine L S, Moiseenko V, et al. Radiation dose-volume effects in the heart. Int J Radiat Oncol Biol Phys, 2010, 76 (3 Suppl): S77-85.

218.Pedersen L N, Khoobchandani M, Brenneman R, et al. Radiation-Induced Cardiac Dysfunction: Optimizing Radiation Delivery and Postradiation Care. Heart Fail Clin, 2022, 18 (3): 403-413.

219.Loap P, Kirov K, Kirova Y. Cardiotoxicity in breast cancer patients treated with radiation therapy: From evidences to controversies. Crit Rev Oncol Hematol, 2020, 156: 103121.

220.Banfill K, Giuliani M, Aznar M, et al. Cardiac Toxicity of Thoracic Radiotherapy: Existing Evidence and Future Directions. J Thorac Oncol, 2021, 16 (2): 216-227.

221.Nogueira L M, Jemal A, Yabroff K R, et al. Assessment of Proton Beam Therapy Use Among Patients With Newly Diagnosed Cancer in the US, 2004-2018. JAMA network open, 2022, 5 (4): e229025.

222.Oliveira G H, Al-Kindi S G, Guha A, et al. Cardiovascular risk assessment and management of patients undergoing hematopoietic cell transplantation. Bone Marrow Transplant, 2021, 56 (3): 544-551.

223.Sorror M L, Maris M B, Storb R, et al. Hematopoietic cell transplantation (HCT) -specific comorbidity index: a new tool for risk assessment before allogeneic HCT. Blood, 2005, 106 (8): 2912-2919.

224.Tichelli A, Bucher C, Rovo A, et al. Premature cardiovascular disease after allogeneic hematopoietic stem-cell transplantation. Blood, 2007, 110 (9): 3463-3471.

225. Dulery R, Mohty R, Labopin M, et al. Early Cardiac Toxicity Associated With Post – Transplant Cyclophosphamide in Allogeneic Stem Cell Transplantation. JACC CardioOncol, 2021, 3 (2): 250-259.

226. Rotz S J, Ryan T D, Hayek S S. Cardiovascular disease and its management in children and adults undergoing hematopoietic stem cell transplantation. J Thromb Thrombolysis, 2021, 51 (4): 854-869.

227. Takatsuka H, Nakajima T, Nomura K, et al. Prognosis value of atrial natriuretic peptide and brain natriuretic peptide for heart failure in patients undergoing allogeneic bone marrow transplantation. Hematology, 2006, 11 (5): 351-354.

228. Snowden J A, Hill G R, Hunt P, et al. Assessment of cardiotoxicity during haemopoietic stem cell transplantation with plasma brain natriuretic peptide. Bone Marrow Transplant, 2000, 26 (3): 309-313.

229. Alvarez-Cardona J A, Zhang K W, Mitchell J D, et al.

Cardiac Biomarkers During Cancer Therapy: Practical Applications for Cardio-Oncology. JACC CardioOncol, 2020, 2 (5): 791-794.

230. Herrmann J. Cardiovascular Toxicity With Cisplatin in Patients With Testicular Cancer: Looking for Something Heavier Than Heavy Metal. JACC CardioOncol, 2020, 2 (3): 456-459.

231. Porta-Sanchez A, Gilbert C, Spears D, et al. Incidence, Diagnosis, and Management of QT Prolongation Induced by Cancer Therapies: A Systematic Review. JAHA, 2017, 6 (12): e007724.

232. Fleisher L A, Fleischmann K E, Auerbach A D, et al. 2014 ACC/AHA guideline on perioperative cardiovascular evaluation and management of patients undergoing noncardiac surgery: a report of the American College of Cardiology/American Heart Association Task Force on practice guidelines. J Am Coll Cardiol, 2014, 64 (22): e77-137.

233. Wang T F, Zwicker J I, Ay C, et al. The use of direct oral anticoagulants for primary thromboprophylaxis in

ambulatory cancer patients: Guidance from the SSC of the ISTH. J Thromb Haemost, 2019, 17（10）: 1772-1778.

234. Key N S, Khorana A A, Kuderer N M, et al. Venous Thromboembolism Prophylaxis and Treatment in Patients With Cancer: ASCO Clinical Practice Guideline Update. J Clin Oncol, 2020, 38（5）: 496-520.

235. Nccn. Cancer-Associated Venous Thromboembolic Disease（version1.2021）. 2021.

236. 中国健康促进基金会血栓与血管专项基金专家委员会. 静脉血栓栓塞症机械预防中国专家共识. 中华医学杂志, 2020, 100（7）: 484-492.

237. Lyon A R, Lopez-Fernandez T, Couch L S, et al. 2022 ESC Guidelines on cardio-oncology developed in collaboration with the European Hematology Association （EHA）, the European Society for Therapeutic Radiology and Oncology（ESTRO）and the International Cardio-Oncology Society（IC-OS）. Eur Heart J, 2022, 43（41）: 4229-4361.

238. 葛均波, 霍勇, 杨杰孚, 等. 慢性心力衰竭"新四联"

药物治疗临床决策路径专家共识. 中国循环杂志, 2022, 37 (08): 769-781.

239. 中华医学会心血管病学分会心力衰竭学组, 中国医师协会心力衰竭专业委员会, 中华心血管病杂志编辑委员会. 中国心力衰竭诊断和治疗指南 2018. 中华心血管病杂志, 2018, 46 (10): 760-789.

240. Vaduganathan M, Claggett B L, Jhund P S, et al. Estimating lifetime benefits of comprehensive disease-modifying pharmacological therapies in patients with heart failure with reduced ejection fraction: a comparative analysis of three randomised controlled trials. Lancet, 2020, 396 (10244): 121-128.

241. Tromp J, Ouwerkerk W, Van Veldhuisen D J, et al. A Systematic Review and Network Meta-Analysis of Pharmacological Treatment of Heart Failure With Reduced Ejection Fraction. JACC Heart Fail, 2022, 10 (2): 73-84.

242. Cardinale D, Colombo A, Bacchiani G, et al. Early detection of anthracycline cardiotoxicity and improvement with heart failure therapy. Circulation, 2015, 131

（22）：1981-1988.

243.Martin-Garcia A，Diaz-Pelaez E，Martin-Garcia A C，et al. Myocardial function and structure improvement with sacubitril/valsartan in cancer therapy-induced cardiomyopathy. Rev Esp Cardiol（Engl Ed），2020，73（3）：268-269.

244.Gregorietti V，Fernandez T L，Costa D，et al. Use of Sacubitril / valsartan in patients with cardio toxicity and heart failure due to chemotherapy. Cardiooncology，2020，6（1）：24.

245.Bharadwaj A S，Swamy P M，Mamas M A. Outcomes of percutaneous coronary interventions in cancer patients. Expert Rev Cardiovasc Ther，2020，18（1）：25-32.

246.Neumann F J，Sousa-Uva M，Ahlsson A，et al. 2018 ESC / EACTS Guidelines on myocardial revascularization. Eur Heart J，2019，40（2）：87-165.

247.Lancellotti P，Suter T M，Lopez-Fernandez T，et al. Cardio-Oncology Services：rationale，organization，and implementation. Eur Heart J，2019，40（22）：1756-1763.

248. Mohamed M O, Van Spall H G C, Kontopantelis E, et al. Effect of primary percutaneous coronary intervention on in-hospital outcomes among active cancer patients presenting with ST-elevation myocardial infarction: a propensity score matching analysis. Eur Heart J Acute Cardiovasc Care, 2021, 10 (8): 829-839.

249. Guddati A K, Joy P S, Kumar G. Analysis of outcomes of percutaneous coronary intervention in metastatic cancer patients with acute coronary syndrome over a 10-year period. J Cancer Res Clin Oncol, 2016, 142 (2): 471-479.

250. 中华医学会心血管病学分会，中国抗癌协会整合肿瘤心脏病学分会，中华心血管病杂志编辑委员会. 恶性肿瘤患者冠心病预防与管理中国专家共识. 中华心血管病杂志，2022，50 (11): 1047-1057.

251. Iannaccone M, D'ascenzo F, Vadala P, et al. Prevalence and outcome of patients with cancer and acute coronary syndrome undergoing percutaneous coronary intervention: a BleeMACS substudy. Eur Heart J Acute Cardiovasc Care, 2018, 7 (7): 631-638.

252.《药物涂层球囊临床应用中国专家共识》专家组.药物涂层球囊临床应用中国专家共识.中国介入心脏病学杂志，2016，24（2）：61-67.

253.Iliescu C A，Grines C L，Herrmann J，et al. SCAI Expert consensus statement：Evaluation，management，and special considerations of cardio-oncology patients in the cardiac catheterization laboratory （endorsed by the cardiological society of india，and sociedad Latino Americana de Cardiologia intervencionista）. Catheter Cardiovasc Interv，2016，87（5）：E202-223.

254.Gevaert S A，Halvorsen S，Sinnaeve P R，et al. Evaluation and management of cancer patients presenting with acute cardiovascular disease：a Consensus Document of the Acute CardioVascular Care （ACVC） association and the ESC council of Cardio-Oncology-Part 1：acute coronary syndromes and acute pericardial diseases. Eur Heart J Acute Cardiovasc Care，2021，10（8）：947-959.

255.Collet J P，Thiele H，Barbato E，et al. 2020 ESC Guidelines for the management of acute coronary syndromes in patients presenting without persistent ST-segment elevation. Eur Heart J, 2021, 42 (14): 1289-1367.

256. Shi J, He M, Wang W, et al. Efficacy and safety of different ticagrelor regimens versus clopidogrel in patients with coronary artery disease: a retrospective multicenter study (SUPERIOR). Platelets, 2021, 32 (1): 120-129.

257. Iliescu C, Balanescu D V, Donisan T, et al. Safety of Diagnostic and Therapeutic Cardiac Catheterization in Cancer Patients With Acute Coronary Syndrome and Chronic Thrombocytopenia. Am J Cardiol, 2018, 122 (9): 1465-1470.

258. 中国医师协会心血管内科医师分会血栓防治专业委员会，中华医学会心血管病学分会介入心脏病学组，中华心血管病杂志编辑委员会. 急性冠状动脉综合征特殊人群抗血小板治疗中国专家建议. 中华心血管病杂志, 2018, 46 (4): 255-266.

259. Urban P, Mehran R, Colleran R, et al. Defining High Bleeding Risk in Patients Undergoing Percutaneous Coronary Intervention. Circulation, 2019, 140 (3): 240-

261.

260.Wang C，Lin J，Wang Y，et al. Case Series of Steroid-Resistant Immune Checkpoint Inhibitor Associated Myocarditis：A Comparative Analysis of Corticosteroid and Tofacitinib Treatment. Front Pharmacol，2021，12：770631.

261.Thompson J A，Schneider B J，Brahmer J，et al. NCCN Guidelines Insights：Management of Immunotherapy-Related Toxicities，Version 1.2020. J Natl Compr Canc Netw，2020，18（3）：230-241.

262.Hindricks G，Potpara T，Dagres N，et al. 2020 ESC Guidelines for the diagnosis and management of atrial fibrillation developed in collaboration with the European Association for Cardio-Thoracic Surgery（EACTS）：The Task Force for the diagnosis and management of atrial fibrillation of the European Society of Cardiology（ESC）Developed with the special contribution of the European Heart Rhythm Association（EHRA）of the ESC. Eur Heart J，2021，42（5）：373-498.

263.中华医学会心电生理和起搏分会，中国医师协会心律学专业委员会，中国房颤中心联盟心房颤动防治专家工作委员会. 心房颤动：目前的认识和治疗建议（2021）. 中华心律失常学杂志，2022，（01）：15-88.

264. Pastori D，Marang A，Bisson A，et al. Thromboembolism，mortality，and bleeding in 2，435，541 atrial fibrillation patients with and without cancer：A nationwide cohort study. Cancer，2021，127（12）：2122-2129.

265. Farmakis D. Anticoagulation for atrial fibrillation in active cancer：what the cardiologists think. Eur J Prev Cardiol，2021，28（6）：608-610.

266. Mosarla R C，Vaduganathan M，Qamar A，et al. Anticoagulation Strategies in Patients With Cancer：JACC Review Topic of the Week. J Am Coll Cardiol，2019，73（11）：1336-1349.

267. Al-Khatib S M，Stevenson W G，Ackerman M J，et al. 2017 AHA/ACC/HRS guideline for management of patients with ventricular arrhythmias and the prevention of sudden cardiac death：Executive summary：A Report of the American College of Cardiology/American Heart

Association Task Force on Clinical Practice Guidelines and the Heart Rhythm Society. Heart Rhythm, 2018, 15 (10): e190-e252.

268. 中华医学会心电生理和起搏分会；中国医师协会心律学专业委员会. 2020室性心律失常中国专家共识（2016共识升级版）. 中华心律失常学杂志，2020，24（03）：188-258.

269. Pinski S L, Eguia L E, Trohman R G. What is the minimal pacing rate that prevents torsades de pointes? Insights from patients with permanent pacemakers. Pacing Clin Electrophysiol, 2002, 25 (11): 1612-1615.

270. Cohen J B, Geara A S, Hogan J J, et al. Hypertension in Cancer Patients and Survivors: Epidemiology, Diagnosis, and Management. JACC CardioOncol, 2019, 1 (2): 238-251.

271. Coleman C I, Baker W L, Kluger J, et al. Antihypertensive medication and their impact on cancer incidence: a mixed treatment comparison meta-analysis of randomized controlled trials. J Hypertens, 2008, 26 (4): 622-629.

272.Bangalore S, Kumar S, Kjeldsen S E, et al. Antihypertensive drugs and risk of cancer: network meta-analyses and trial sequential analyses of 324, 168 participants from randomised trials. Lancet Oncol, 2011, 12 (1): 65-82.

273.Copland E, Canoy D, Nazarzadeh M, et al. Antihypertensive treatment and risk of cancer: an individual participant data meta-analysis. Lancet Oncol, 2021, 22 (4): 558-570.

274. Kruzliak P, Novak J, Novak M. Vascular endothelial growth factor inhibitor-induced hypertension: from pathophysiology to prevention and treatment based on long-acting nitric oxide donors. Am J Hypertens, 2014, 27 (1): 3-13.

275.Zhu X, Wu S. Risks and management of hypertension in cancer patients undergoing targeted therapy: a review. Clin Hypertens, 2022, 28 (1): 14.

276.Cohen J B, Brown N J, Brown S A, et al. Cancer Therapy-Related Hypertension: A Scientific Statement From the American Heart Association. Hypertension, 2023.

277. Mach F, Baigent C, Catapano A L, et al. 2019 ESC/EAS Guidelines for the management of dyslipidaemias: lipid modification to reduce cardiovascular risk. Eur Heart J, 2020, 41 (1): 111-188.

278. Liu B, Yi Z, Guan X, et al. The relationship between statins and breast cancer prognosis varies by statin type and exposure time: a meta-analysis. Breast Cancer Res Treat, 2017, 164 (1): 1-11.

279. Common Terminology Criteria for Adverse Events (CTCAE) Version 5. Published: November 27. US Department of Health and Human Services, National Institutes of Health, National Cancer Institute.

280. Den Exter P L, Hooijer J, Dekkers O M, et al. Risk of recurrent venous thromboembolism and mortality in patients with cancer incidentally diagnosed with pulmonary embolism: a comparison with symptomatic patients. J Clin Oncol, 2011, 29 (17): 2405-2409.

281. 《中国血栓性疾病防治指南》专家委员会. 中国血栓性疾病防治指南. 中华医学杂志, 2018, 98 (36): 2861-2888.

282. Levine G N，Mcevoy J W，Fang J C，et al. Management of Patients at Risk for and With Left Ventricular Thrombus：A Scientific Statement From the American Heart Association. Circulation，2022，146（15）：e205-e223.

283. Vahanian A，Beyersdorf F，Praz F，et al. 2021 ESC/EACTS Guidelines for the management of valvular heart disease. Eur Heart J，2022，43（7）：561-632.

284. 中华医学会呼吸病学分会肺栓塞与肺血管病学组，中国医师协会呼吸医师分会肺栓塞与肺血管病工作委员会，全国肺栓塞与肺血管病防治协作组，等. 中国肺动脉高压诊断与治疗指南（2021版）. 中华医学杂志，2021，101（01）：11-51.

285. Gong J，Drobni Z D，Zafar A，et al. Pericardial disease in patients treated with immune checkpoint inhibitors. J Immunother Cancer，2021，9（6）.

286. Saab J，Hoda R S，Narula N，et al. Diagnostic yield of cytopathology in evaluating pericardial effusions：Clinicopathologic analysis of 419 specimens. Cancer Cytopathol，2017，125（2）：128-137.

287.Kim S R， Kim E K， Cho J， et al. Effect of Anti−Inflam-matory Drugs on Clinical Outcomes in Patients With Ma-lignant Pericardial Effusion. J Am Coll Cardiol， 2020， 76（13）：1551−1561.

288.中华医学会血液学分会浆细胞疾病学组.中华医学会血液学分会血栓与止血学组.多发性骨髓瘤相关静脉血栓栓塞症防治中国专家共识（2022年版）.中华血液学杂志，2022，43（9）：726−731.

289.中国胸外科静脉血栓栓塞症研究组.中国胸部恶性肿瘤围手术期静脉血栓栓塞症预防与管理指南（2022版）.中华外科杂志，2022，60（8）：721−731.